精选清末云南名医著作集萃（沈士真卷）

岐黄续编

原　著　清·沈士真
校　注　杨胜林　梁　玲

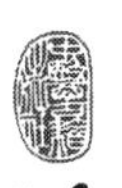

中医古籍出版社
Publishing House of Ancient Chinese Medical Books

图书在版编目（CIP）数据

岐黄续编 /（清）沈士真原著；杨胜林，梁玲校注 .—北京：
中医古籍出版社，2021.11
（精选清末云南名医著作集萃）
ISBN 978-7-5152-1801-4

Ⅰ．①岐… Ⅱ．①沈… ②杨… ③梁… Ⅲ．①中国医药学—
中国—清代 Ⅳ．① R2-52

中国版本图书馆 CIP 数据核字（2018）第 199446 号

岐黄续编

原　著　清·沈士真
校　注　杨胜林　梁　玲

策划编辑　郑　蓉
责任编辑　张凤霞
责任校对　蒿　杰
封面设计　韩博玥
出版发行　中医古籍出版社
社　　址　北京市东城区东直门内南小街 16 号（100700）
电　　话　010-64089446（总编室）010-64002949（发行部）
网　　址　www. zhongyiguji. com. cn
印　　刷　北京市泰锐印刷有限责任公司
开　　本　710mm × 1000mm　1/16
印　　张　10.75
字　　数　157 千字
版　　次　2021 年 11 月第 1 版　2021 年 11 月第 1 次印刷
书　　号　ISBN 978-7-5152-1801-4
定　　价　42.00 元

致　谢

本书承蒙云南省大理州余道善先生之孙余品高、余泽高提供原书底本。

本书由云南省“十二五”立项建设一级学科博士授权点（中基方向）、云南中医学院中医治未病理论应用研究省创新团队经费资助。

谨此致谢！

《岐黄续编》编委会

名誉主编 李　平
主　　审 郑　进
副 主 编 聂　坚　张建英
编　　委（排名不分先后）

左爱学　刘　宁　毕立雄
张华庆　秦　琼　李艳红
李梦华　杨俊斌　熊洪艳

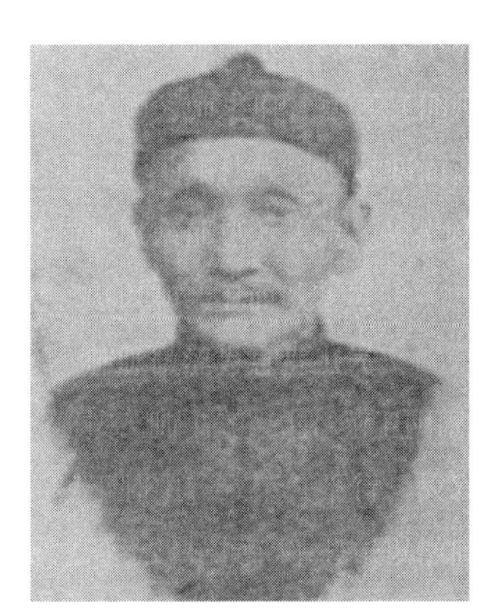

沈士真先生

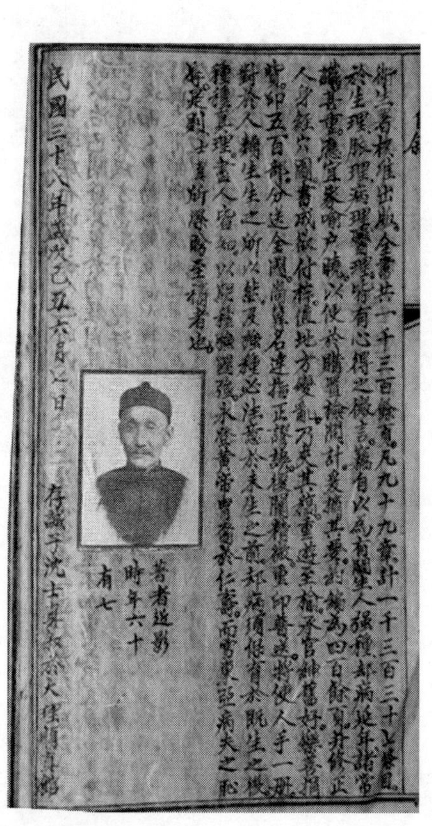

《岐黄续编》部分书影

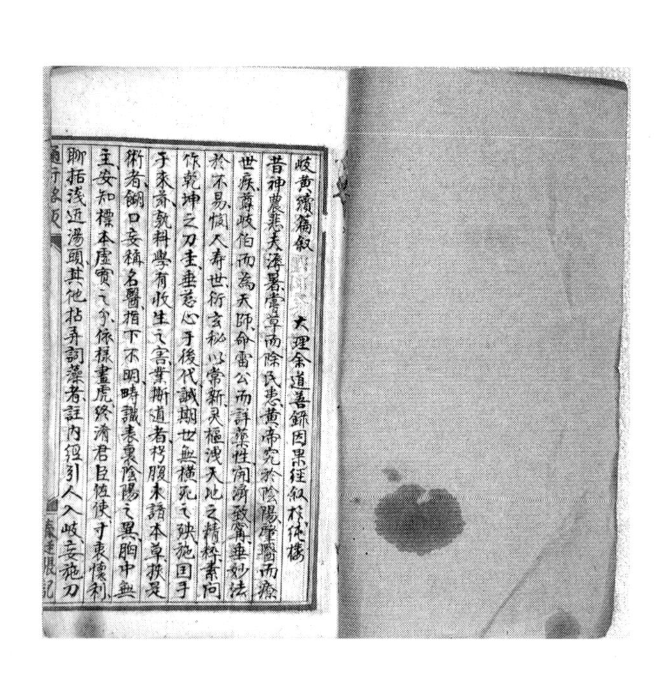

岐黄續篇叙　大理余道善録因果徑叙於梓桐樓

昔神農悲夭凑暑嘗草而除民患黄帝究於陰陽挚醫而療
世疾尊岐伯而為天師命雷公而詳藥性闲濟致寄乗妙法
於不易憫人寿世衍玄秘以常新灵樞洩天地之精粹素問
作乾坤之刀圭垂慈心于後代識期世無横死之殃施国手
于来兹孰料學有收生之害業斯道者枵腹未諳本草挾是
術者餬口妄稱名醫指下不明時識表裏陰陽之異胸中無
主安知標本虛實之分依様畫虎終淆君臣佐使寸衷懐利
聊括淺近湯頭其他枯弄詞藻者註内經引人入岐妄施刀

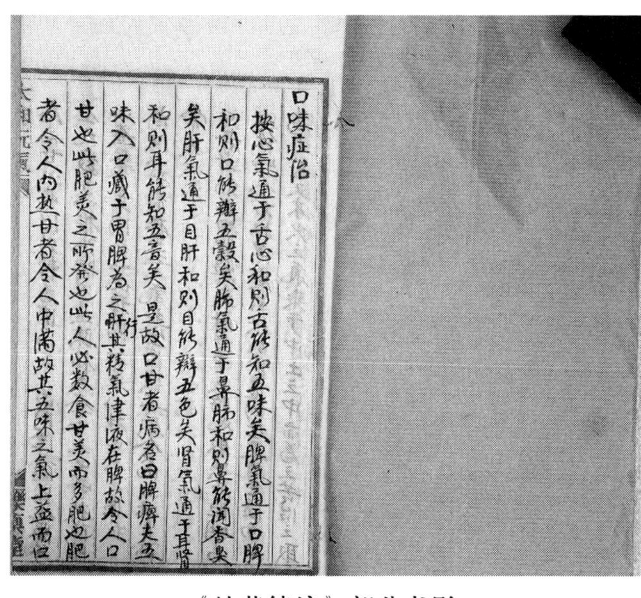

口味症治

按心氣通于舌心和則舌能知五味矣脾氣通于口脾
和則口能辨五穀矣肺氣通于鼻肺和則鼻能聞香臭
矣肝氣通于目肝和則目能辨五色矣腎氣通于耳腎
和則耳能知五音矣是故口甘者病名曰脾癉夫五
味入口藏于胃脾為之行其精氣津液在脾故令人口
甘也此肥美之所發也此人必數食甘美而多肥也肥
者令人内熱甘者令人中滿故其五味之氣上溢而口

《岐黄续编》部分书影

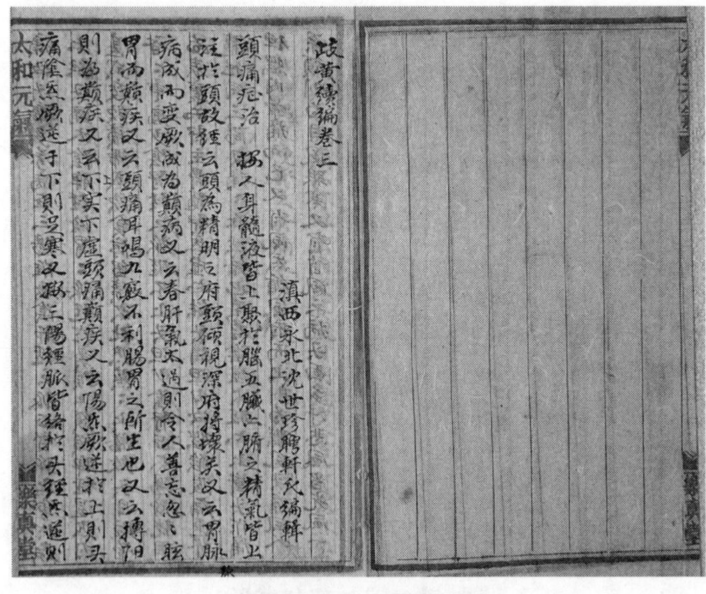

岐黄续编卷三

滇西永北沈世珍鹏轩氏编辑

头痛危治　按人身髓液皆上聚于脑五脏六腑之精气皆上注于头故经云头为精明之府头倾视深府将坏矣又云胃脉病成而变厥成为巅病又云春肝气太过则令人善忘忽忽眩冒而巅疾又云头痛耳鸣九窍不利肠胃之所生也又云搏阳则为巅疾又云下实上虚头痛巅疾又云阳气厥逆于上则头痛阴气厥逆于下则足寒又按三阳经脉皆络于头经气逆则

《岐黄续编》部分书影

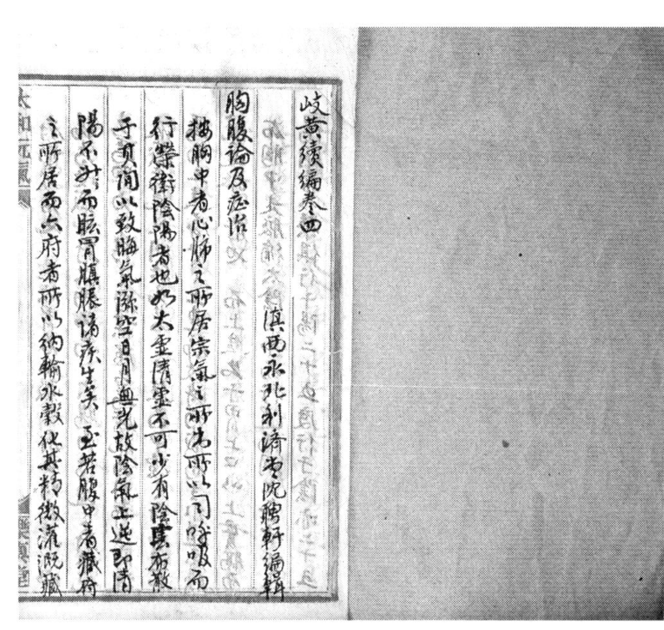

岐黄续编卷四　滇西永北利济老沈腾轩编辑

胸腹论及症治

按胸中者心肺之所居宗气之所为所以司呼吸而行荣卫阴阳者也如太虚清虚不可少有阴霾布散于其间以致胸气弥空日月无光故阴气上逆即清阳不升而脘胃䐜胀诸疾生矣　至若腹中者脏府之所居而六府者所以纳输水谷化其精微流溉藏

《岐黄续编》部分书影

熊 序

云南是人类的起源地之一，云南中医药根植于三迤大地，多样的气候，丰富的资源，众多的民族，独特的区位，使云南的中医药具有鲜明的地域特色。正如成书于600年前的《滇南本草·序》中所言："余幼酷好本草，考其性味，辨地理之情形，察脉络之往来，留心数年，合滇中蔬菜草木种种性情，并著《医门揽要》二卷，以传后世。"自兰茂以来，历代云南医家发医门之奥旨，承当世之技艺，救民间之疾苦，载心得于典籍，余道善、沈士真是为其中的代表人物，其著作成为发掘发展云南中医药的宝贵史料和重要基石。

《精选清末云南名医著作集萃》系我校已故楚更五教授2010年在云南大理发掘到的云南地方中医古籍，所有著作均成书于清末民初，历时百余载，由于种种原因，一直封存于书栏，包括余道善所著《医学通灵》《仲景大全书》《余氏医论医方集》三部，沈士真所著《岐黄续编》《中医理法针药全书摘要》两部。此五部著作以不同形式和体例对中医医理、治法等分门别类进行论述，尤为突出的是其诊疗方法、经验方药，以及有关防病、养生、保健、优生等，论述具有鲜明的地方特色和民族特色，内容翔实而具体，具有较强的实用性。书中折射了当时云南的自然、人文、地理和社会，对今天讲好云南故事、写好云南文章、贡献云南智慧，具有重要的参考价值。

楚更五教授于21世纪初自冀至滇，一直致力我省中医药古籍的整理研究，孜孜以求，呕心沥血，先后整理出版了《医门揽要》《重订医学正旨择要》等一批珍贵的文献古籍，对传承发展滇南医药做出了不可磨灭的贡献。然天妒英才，楚更五教授未及将书稿点校完毕便英年早逝，惜之！叹之！憾之！未竟之业，得其弟子齐心协力，历时五年，熟读深思，精雕细琢，结集出版，刊行于世，既告慰先人，又启迪后学，故乐为之序！

熊　磊

（云南中医药大学校长，教授，博士研究生导师）

2019 年 12 月 21 日

郑 序

中医学从秦汉开始自中原逐步传入云南，不断受到云南独特的地理环境、自然资源、社会文化等影响，并与少数民族医学相互渗透，吸纳云南各少数民族传统医药经验、理论，形成了具有区域特色的滇南医学体系。之后几千年，从明代的兰茂、孙光豫到清代的彭子益、余道善、沈士真等，多位地方著名医药学家及其医药著作的出现，促进了滇南医学体系的完善、传承和发展。

楚更五教授是云南中医学院（现云南中医药大学）2003 年从河北承德医学院引进的高层次人才，由于我们从事的学科领域相近，交往较多，在我的印象中，他是一位知识渊博、治学严谨的优秀学科带头人。由于他有现代医学的背景，在中医基础理论现代研究方面有很深的造诣，同时在文献研究方面也有很扎实的功底，为此，我和他就中医基础研究既要重视实验研究，更不能忽视文献研究等问题进行过很好的探讨和交流，并联合发表过文章。他到云南工作后，多次跟我说，要做一名真正的云南中医人，要为云南地方中医药做点事，于是他为自己的学科明确了方向，致力于云南省地方中医药古籍的发掘和整理研究。他带领团队先后整理出版了明代著名医药学家兰茂的《医门揽要》及清代著名医家陈子贞编订的清代云南医学堂系列教材《医学正旨择要》等云南地方代表性医学著作，为厘清滇南医学发展脉络、探索滇南医学学术渊源、传承发扬滇南医学体系做出了巨大贡献。

2010 年，楚更五教授在云南大理发掘到一系列成书于清末民初时期的云南地方中医古籍，其中包括滇西名医余道善所著的《医学通灵》《仲景大全书》《余氏医论医方集》，滇西北名医沈士真所著的《中医理法针药全书摘要》《岐黄续编》。这系列著作以不同的体例分别从理论到临床、治法到方药、药物到针灸、优生到养生等进行了详细论述，内容丰富、翔实，具有较强的学术和临床价值。2011 年末的一天，他来到我办公室（当时我已经调离云南中医学院工作），用近两个小时的时间给我详细做了以上介绍，并希望今后能有机会到民间收集更多的云南地方中医药的资料进行整理研究，为打造云南地方中医药品牌和特色多做一些工作，其精神令人感动。

遗憾的是天妒英才，2012 年楚更五教授因病不幸逝世，这是云南中医基础学科发展的巨大损失。感谢楚更五教授生前培养了一批很好的研究团队，他们继承了楚更五教授未完成的事业，将他生前收集的这些著作重新结集整理成《精选清末云南名医著作集萃》，这系列著作的出版和研究，对挖掘和发扬滇南医学特点、推广滇南医学应用具有重要意义。

在《精选清末云南名医著作集萃》正式出版之际，我们深切地怀念楚更五教授，对他为滇南医学的发展所做出的卓越贡献深表敬意和衷心的感谢！更对其弟子团队所做的工作表示衷心的感谢！滇南医学研究少不了这样一支团队！

望其弟子团队继续老师事业，为滇南医学事业奋发图强！

郑　进

（云南省中医药学会会长，教授，博士研究生导师，
原云南中医学院副院长，原云南省中医药管理局局长）

2019 年 12 月 27 日于昆明

校注说明

《精选清末云南名医著作集萃（沈士真卷）》为清末民国时期云南大理永胜名医沈士真所著，是云南大理地方具有代表性的中医古籍，共包括《岐黄续编》《中医理法针药全书摘要》二部。本次校勘主要运用本校法，参用对校法，对于校注过程中的具体问题处理如下：

1. 原书竖排改为横排，采用现代标点对原文重新断句。

2. 原书中繁体字，均改为规范简化字。异体字、古体字、俗写字均适当加以规范，除部分保留外，其余尽量前后统一，并于首见处注明，如“胎”（表示舌苔时，当为“苔”，表示妊娠等时，则为“胎”），“總”（当为“总”），“症”（部分当为“证”），“府”（部分当为“腑”）等。

3. 底本中因写刻致误的明显错别字，径改，并于首见处注明。

4. 原书中有些章节篇幅较长或段落不明，整理时据其内容适当分段，以利于研究。

5. 书中所引《内经》部分，为沈氏增删批注所得，故按沈氏原文统一作黑体处理；沈氏原著中以小字所书之批注，均在括号内以楷体展示，予以区分。

6. 书中“右”字均改为“上”字。

7. 书中沈世珍、聘轩、品轩均指沈士真。

本次注释方法：

1. 对原书底本中的错讹、脱漏、衍文倒置者，尽可能加以校正。所改动、补入、删减处均以校注序码标出，页末示校记说明。

2. 遇有脱误或脱漏资料补正者，存疑待考。

3. 对原文中出现的生僻字词或方言，如药名、病名和中医术语，尽可能以现代的标准语言及名称加以注释，页末示校记说明。

4. 作者引用《黄帝内经》原文，均以人民卫生出版社 2012 年 3 月版《黄帝内经素问》《灵枢经》进行对校，有错讹、脱漏等，皆出注释。

目　录

岐黄续编　补遗　/ 1

岐黄续篇叙　大理余道善录因果经叙于纯楼 / 3

心胸胁腹病脉症治 / 3

饮食积滞症治 / 11

消渴、消瘅、黄疸症治 / 11

消瘅脉症 / 14

刺腰论 / 16

刺寒热论 / 22

岐黄续编　补遗　脉法　/ 27

口味症治 / 29

标本病传论 / 30

经　别 / 32

万应普济丸加减法 / 35

运气五瘟丹制法 / 36

瘟疫双解散 / 37

救劫避瘟丹制法 / 37

止疟神效丸制法 / 38

治痢神效丸制法 / 38

立消痞块丸 / 39

立止夜尿丸 / 39

立止滑精丸 / 39

立消饱胀丸 / 40
肥儿化虫丸 / 40
立止痰咳丸 / 40
疮癞一扫光 / 41
补泻神效丸 / 41
立止泻利丸 / 41
立止胸痛丸 / 42
立止心痛丸 / 42
立止胃痛丸 / 42
立止霍乱丸 / 42
立止呕吐丸 / 43
立止肋痛丸 / 43
立止白淋丸 / 43
立止红淋丸 / 43
治痢神效丸 / 44
脉　诊 / 44
五俞穴 / 45
本　神 / 50
根　结 / 51
经　脉 / 55
十五络脉 / 61

岐黄续编　卷三　/ 63

头痛症治 / 65
太阳经脉 / 66
太阳经病 / 66
少阳经脉 / 68
少阳经病 / 69

厥阴肝脉 / 70
厥阴经病 / 71
阳明经脉 / 71
阳明经病 / 72
阳明腑病 / 72
太阴脾脉 / 73
太阴脾病 / 73
耳聋症治 / 81
目痛症治 / 82
目暴盲症治 / 84
目黄、黄疸症治 / 85
齿痛症治 / 86
衄血症治 / 87
咳、吐血症治 / 89
咳血、呕血脉症 / 89
暴呕瘀血症治 / 92
暴呕鲜血症治 / 93
舌苔症治 / 94
暴 瘖 / 99
咽痛、咽闭、嗌肿、喉痹、舌疮症治 / 101
口㖞目斜 / 103

岐黄续编 卷四 / 105

胸腹论及症治 / 107
肠澼脉症 / 125
暴下鲜血症 / 130
暴下瘀血症 / 130
癃闭、遗溺症治 / 131

红白瘥淋症治 / 133
遗溺症治 / 134
男子滑精症治 / 135
带下症治 / 136
血崩症治 / 138
寿夭根源 / 140
偏枯脉症 / 140
痿躄脉症 / 142
痿躄、偏枯、节痛症治 / 143
血干痨症 / 146

内容简介 / 148

岐黄续编　补遗

岐黄续篇叙　大理余道善录《因果经》叙于纯楼

昔神农悲夫溽暑，尝草而除民患。黄帝究于阴阳，肇医而疗世疾，尊岐伯而为天师，命雷公而详药性。开济致宁，垂妙法于不易，悯人寿世，衍玄秘以常新。《灵枢》泄天地之精粹，《素问》作乾坤之刀圭。垂慈心于后代，诚期世无横死之殃；施国手于来兹，孰料学有收生之害。业斯道者，枵[1]腹未谙本草，挟是术者，糊口妄称名医。指下不明，畴识表里阴阳之异，胸中无主，安知标本虚实之分。依样画虎，终淆君臣佐使，寸衷怀利，聊括浅近汤头。其他拈弄词藻者，注《内经》引人入歧[2]，妄施刀针者，忽穴道枉伤人命。是皆不明古圣之奥旨，大失前贤之真传。兹有永北沈聘轩先生，具上智之质，秉天亶之聪，参透《内经》，详解经络，著此《岐黄续编》一书，揭破井荥俞原经合之穴道，剖明脏腑阴阳造化之玄机，打破千秋之黑暗，启发后世之规箴，诚为济世之灵丹，不啻渡人之宝筏。但愿世业医者，抱义存仁，伫看春回于腕下，活人济世，胥纳民寿于寰中。为医原犹为相，窃取范文正之懿言，活国更兼活人，谨法陆忠宣之美范。国手齐名，俾今世之福因广种，冤魂惨结，免来生之果报牵缠。阅是书者，尚其珍之。

心胸胁腹病脉症治

心脉微急，为心痛引背，食不下。[3]

按：寒则血凝而不行，故其脉盛大而紧急。心主血，属火而恶寒。今脉急则寒客于心，致心脏之血泣[4]而不行，而为心痛引背。食气入胃，浊气归

① 枵：音xiāo，空虚。
② 歧：原作“岐”。据意径改。
③ 出自《灵枢・邪气脏腑病形第四》。
④ 泣：古通“涩”，滞涩不畅，谓血行不利。《素问・五脏生成第十》：“血凝于肤者为痹，凝于脉者为泣，凝于足者为厥。”

心。寒则心气厥逆，故食不下也。酌用桂枝以益心阳而宣通阳气于背，菖蒲、远志以开心窍而祛寒饮，生附、细辛以温少阴之经而祛沉寒，益智仁以温补心脏而祛脾胃之寒，秦归以入心生血，辛散血脉之凝泣而止痛。

肺脉微急，为肺寒热，怠惰，咳唾血，引腰背胸，若息肉不通。[①]

按：肺主行荣卫阴阳，今脉急为寒邪客于肺脏，致荣卫不和，阴阳相争，而为寒热。肺主气，寒则气不舒而为怠惰。寒客肺中，气血不行而为咳唾出血。背胸为肺之府，寒客气郁则引痛。肺开窍于鼻，寒则血泣为肉，故息肉不通也。酌用桂枝以散风寒而调和荣卫，细辛以温经散寒，牛蒡子、贝母以散肺脏风寒郁热，紫菀、冬花以温肺脏而散寒止咳，半夏以涤痰饮而化结痰，姜、枣以和荣卫而散寒热。

肺脉微涩为息贲上气。[②]

按：肺主气，主行荣卫阴阳。今[③]脉得诸涩，为多血而少气，且有寒。寒气客于肺中，致荣气不行，故发为息贲上气也。酌用桂枝以散风寒而宣通血脉之凝泣，桔梗、牛蒡子以散肺脏风寒郁热，旋覆、杏仁以降上逆之气，半夏以涤上逆之饮，姜、枣以温中而调和荣卫。虚，加参、术、苓、草以益中气，寒甚，加干姜、细辛以祛沉寒。

肺脉微大为肺痹引背，起恶日月光。[④]

按：肺主气，今得脉大，则气盛于中而为肺痹引背。诸大者，多气少血，血少则精气衰，故目眩而恶日月光也。酌用枳壳、厚朴之辛苦温，以行气散痹，桔梗以开肺郁而散痹结，半夏以涤痰饮而化结消痹，茯苓以益脾胃、渗水饮而疗目眩，生姜、薤白捣细，用药汤冲服以散痹而和荣卫阴阳也。

肺脉沉搏为肺疝。[⑤]

按:《金匮》脉形如豆大，不上不下而动曰搏。肺主行荣卫阴阳，其脉应

---

① 《灵枢·邪气脏腑病形第四》原为“若鼻息肉不通”。

② 《灵枢·邪气脏腑病形第四》原为“(肺脉)滑甚为息贲上气”。

③ 今：原作“令”。当为笔误，据意径改。

④ 《灵枢·邪气脏腑病形第四》原为“(肺脉)微大为肺痹引胸背，起恶日光”。

⑤ 出自《素问·大奇论第四十八》。

微浮，今得沉搏，则肺脏治节不行，故聚而为疝也。酌用桂枝以宣通血脉、调和荣卫而散疝结，半夏、干姜、细辛、牙皂以温中开窍而散流饮结气，桔梗、贝母以散肺郁而开提肺气，生姜、薤白之辛以散结邪而和荣卫阴阳也。

心脉搏滑急为心疝。①

按：滑脉属阳，往来流利曰滑。血有余故脉滑，急脉为寒，血有余而寒客之，故泣于心下而为疝也。酌用桂枝以益心阳、宣通血脉而散结疝，丹参以去心瘀而散结疝，秦归以入心生血活血而宣通气血之泣结，郁金以散心郁而开心窍，炒玄胡以散血气之凝泣，远志、菖蒲以开心窍而散流饮结邪，半夏以涤痰饮而化结消疝也。

心脉微滑为心疝引脐，小腹鸣。②

按：心主血，今脉得诸滑，为阳气盛，则积于心中而为疝。心与小肠相为表里，心为火脏而小肠为火腑，脏热移腑，故少腹有形而鸣也。酌用郁金以开心窍而散气血郁结，丹参以去心瘀而生血活血，黄连以去心瘀而清心与小肠之火，丹皮以去瘀而泻火凉血，炒玄胡以散气血之凝泣，荆芥以散风寒郁热而理气理血。肠结，加大黄。

心脉微缓为伏梁，在心下，上下行，时唾血。③

按：阴阳之脉皆盛大而和利曰缓，故诸缓者为热。而心为火脏，今脉缓为心气有余，主积在心下，有若梁之伏，上下行痛。心主血而脏属火，心火盛则挟血妄行，而时唾出也。治详咳吐血篇。

心脉微大为心痹引背，善泪出。④

按：诸大者多气。今心脉大则心气有瘀积于心下，痹引背痛。夫目者，心使也。心气有余，故心液随受气上凑于目，而为泪出也。酌用郁金、莪术以散心郁而去瘀血之泣结，丹参、丹皮以去心瘀而凉血活血，芍药以祛瘀血、敛阴液而止目泪，荆芥以散风寒郁热而理气理血也。

---

① 出自《素问·大奇论第四十八》。

②③④ 均出自《灵枢·邪气脏腑病形第四》。

肝脉微急为肥气[①]，在胁下若覆水。[②]

按：肝主藏血，今脉得诸急，为多寒。寒则血泣于肝脉所过之胁下，而有若覆杯也。酌用吴萸、青皮以散肝郁而疏气血之凝泣，鳖甲以入肝而化结软坚，川芎、秦归以散肝郁而宣通气血，桂枝以散肝风而宣通气血，半夏以涤痰涎而散结核也。

肝脉微大为肝痹阴缩，咳引小腹。[③]

按：厥阴本多血而少气，今得脉大为多气而少血，是木火之气盛而肝藏之血少。肝主藏筋膜之气血，少则不敷荣养筋膜，故发为肝痹，而阴为之缩。肝脉抵小腹，挟胃属肝络胆，别贯膈，注肺。故木火之气盛，则循经上干肺脏，故咳引小腹也。酌用川芎、秦归以宣通肝脏气血之凝泣而补血荣筋，荆芥以散肝脏风火郁热而理气血，玄胡以散气中血凝、血中气凝，牛膝以行血而舒筋挛阴缩，旋覆、青皮以降逆气而止咳。寒，加吴萸以散肝脏寒邪而舒阴缩也。

肝脉滑甚为㿗疝。[④]

按：肝主藏筋膜之气而主筋，其脉络阴器抵小腹，故寒则筋急而短缩，热则筋驰而放纵。今脉得滑，为阳气盛而有热，故肝所属之睾丸硕大而㿗坠也。故《脉解》篇曰，厥阴所谓癫癃疝、妇人少腹肿者，厥阴者，辰也，三月阳中之阴邪在中，故为癫癃疝也。又所谓癫癃疝腹胀者，曰阴亦盛而脉不通，故曰癫癃疝也。酌用川芎以散肝风而宣通血气，芍药以泻肝而敛阴，青皮以散肝郁而降结气，玄胡以散气血之凝泣，丹皮以泻木火而去瘀，泽兰以宣通气血而消肿，荆芥以散肝脏风火郁热而理气血，楝实以泻火澈热而散癫肿也。

肝脉微滑为遗溺。[⑤]

按：肝主疏泄，其脉络阴器，抵小腹。今脉得诸滑，为阳盛而热，阳盛

---

① 肥气：古病名。五积病之一，属肝之积，以其似覆杯突出，如肉肥盛之状，故名肥气。

②③④⑤ 均出自《灵枢·邪气脏腑病形第四》。

则阴虚，致下焦关闸不固，疏泄失宜，故溺出而不觉也。酌用芍药以泻肝火而敛阴液勿使下脱，续断之苦以泻火邪而坚固下焦，山茱萸以敛阴气而缩小便，桑螵蛸以固下焦而缩小便，萆薢以除风湿、利机关而固下焦，蛇床子以温下焦而使水液上升也。

脾脉微急为膈中，食饮入而还出，后沃沫。[①]

按：脾主为胃行津液者也，其脉象应柔和四布。今得诸急为多寒，脾寒则不能运化胃入之水谷而为膈中，故食饮入而还出。脾寒不能输精于四脏，故粪后沃沫也。酌用苍术以升脾胃之清阳而健中止泻，半夏以涤痰饮而健脾和胃止呕，草果、益智仁以祛脾寒而温中化食，炒山楂酒药以温中而消积，桂枝以益心阳、温中土而开关膈也。

脾脉微大为疝气，腹里大脓血，在肠胃之外。[②]

按：脾为统血之脏，今脉大则多气多血，故气血溢于腹里，或结为聚而不散之疝，或泣为脓血，在肠胃之外也。酌用茵陈泽兰酒药汤化服万应丸，随用苍术以升脾胃清阳而降湿阴，芍药以泻脾经湿热而去瘀血，莪术、玄胡、五灵脂以驱除瘀血之凝结，茵陈以去陈积，射干以行脾经之积滞，山楂酒药以化食消积。

脾脉涩甚为肠㿉。[③]

按：脾主统血，今脉得诸涩，为多血而有寒，主血被寒泣不行，聚于肠间而为㿉也。治同上，但宜主用桂枝以散风寒而行血脉，草果仁以祛脾寒耳。

脾脉微涩，为内㿉，多下脓血。[④]

按：脾主中宫，主行气于三阴，今脉涩则血液聚而不行，泣而为㿉，已由内溃而多下脓血也。酌用苍术、萆薢以健脾除湿，俾能输运精气于三阴，秦归、川芎以宣通血气使之归经，茵陈、泽兰以去陈积，赤芍药以去瘀血而敛阴，山楂酒药以化积滞，无花果之甘以健脾，地榆之涩以去前毒而止血脱，荆芥[⑤]以散风寒而理气血，扁柏叶以养血而敛阴也。

---

①②③④　均出自《灵枢·邪气脏腑病形第四》。

⑤　荆芥：原文为“荆苓”，疑为形近致误，径改。

脾脉滑甚为㿉癃。[①]

按：脾主输运水谷之精气于三阴，其脉象应柔和四布。今得诸滑，则阳气盛而多热，阳盛生内热，故湿热之气结于肝主之睾丸而为疝，乘水脏而为癃闭也。主先服万应丸，随用萆薢以除风湿而分清浊，赤芍药以泻脾火而去瘀消肿，茯苓、泽泻、滑石以除湿热而利小便，枳实、射干以推除湿热积滞，楝实以泻火澈热而消㿉也。

脾脉微滑，为虫毒蛕蝎，腹热。[②]

按：长夏湿热司令，百虫化生。今脾脉滑，为湿气盛而多热，湿热甚则生虫，而腹者脾所主，故脾热则腹亦为之热也。主服万应丸，随用炒山楂酒药以消食积，枳实、射干以驱除湿热，炒鹤虱、焦苦楝根皮、枯矾、雄黄、胡黄连、使君子等药末以除湿热而杀虫，病减再服苍、陈、苓、夏、使君子、山楂酒药，以消食健脾杀虫也。

肾脉微大，为石水，起脐以下至小腹腄[③]腄然，上至胃脘，死不治。[④]

按：肾脏主水，其脉象应沉石。今得诸大，为水气太过，内积而为石水，脐以下腄腄然。若上胃脘，则水已洋溢泛滥于中土，横流滔天，无所不至，故主死而不治也。治详上卷水肿。

肾脉大急沉，肝脉大急沉，皆为疝。[⑤]

按：肾、肝脉象应沉，今得诸大，为邪盛，急为多寒，沉为病在里，肝主藏血，而肾主五液，其脉皆大急沉，是盛寒内结，故主血液搏聚而为疝也。主用细辛、吴萸、川芎化服万应丸，以驱除肾肝之积，随用桂枝以伐肾邪，平肝木而通行血脉，附子以温肾脏而祛沉寒，吴萸、川芎以温肝散寒而宣通气血，玄胡以行气血之凝结。

肾脉小急，肝脉小急，心脉小急，不鼓为之瘕。[⑥]

按：诸急者多寒，诸小者气血皆少。夫肾主五液，肝主藏血，心主血脉。

---

①②④ 均出自《灵枢·邪气脏腑病形第四》。

③ 腄：音chuí。腄腄然，下坠的样子。张介宾注："腄，音垂，重坠也。"

⑤ 出自《素问·大奇论第四十八》。

⑥ 出自《素问·大奇论第四十八》，原文为"不鼓皆为瘕"。

今脉皆小急，是正虚而寒盛，血液不行，故泣而为若有若无之瘕。酌用附子、细辛以温肾脏而祛沉寒，川芎、秦归以温心肝而宣通血气，桂枝以益心阳而通血脉，玄胡以行气血之凝泣而消瘕结，半夏以驱除留饮结瘕，姜、枣以调和营卫也。

肾脉微急，为沉厥奔豚，足不收，不得前后。[①]

按：肾脉起于足下而上至腹。今脉急则阴寒盛于下，故主为沉厥。若寒气厥逆于上，则如河豚上奔，由小腹逆痛至心；寒气厥逆于下，则足为之不收。肾开窍于二阴而主固泄，寒盛则气不化，故不得前后也。酌用桂枝以益阳气、温四肢，和茯苓伐肾邪、降冲气而开太阳膀胱之关，苍术、大枣以益中而制奔豚上逆之水邪，硫黄以补真火，蒸动肾脏，使之化气以利二便也。

肾脉小甚为洞泄。[②]

按：肾开窍于二阴而主收藏。今脉得小甚为正气虚，虚则关闸不固，水液不升，故发为洞而泄冷也。酌用附子、硫黄、破故纸以温肾脏，蒸腾水精使之上升，牡蛎、赤石脂以固下焦而涩以止脱，枯核桃、益智仁以补火而固下焦，苍术以升清阳之气勿使下陷，萆薢以固下焦而分清浊，炒山楂酒药以消积滞而益中土也。

肾脉微缓为洞，洞者，食不化，下嗌还出。[③]

按：肾脏主水，而少阴属肾，故肾将水火二藏。肾中三焦之火不足，则不能熏蒸肠胃所入之水谷、化其精微、分别糟粕，完谷泻出而为飧泄。今脉得诸缓为热，主肾中三焦之火太过，火性急速，故不俟物化，下嗌还出，而泻热也。酌用柴胡升发三焦火气之下郁，苍术以升脾胃清阳之下陷，焦楂酒药以助消化，芍药、乌梅之酸以泻火而敛阴止泻，赤石脂之涩以固下焦，续断之苦以坚肾而断下止泻也。泻热，加黄连、枯矾。

---

①②③　均出自《灵枢·邪气脏腑病形第四》。

肾脉滑甚为癃㿗[①]。

按：肾主五液，与膀胱相为表里，其脉属肾络膀胱。今脉得诸滑，则阳气盛而多热，阳盛则阴虚，故水泉竭而小便为之不利而癃，且热淫于睾，亦硕大而为㿗疝也。酌用柴胡以升发下焦之火郁，栀子以泻三焦之火而开癃闭，黄柏以泻肾火而滋阴液，牛膝以行血舒筋消癃，和木贼、牵牛以通利水道，楝实以泻火澈热而消癃疝也。

肾脉微涩为不月沉痔。[②]

按：肾为藏精血之脏，本多气而少血，而血无气不行，故肾脉涩为血有余且多寒，血多而寒客之，故在女子当主为血涩而不以时下，在常人当主血涩于肛而为沉痔也。酌用红花泽兰汤化万应丸，随用桂枝以散风寒而行血脉，川芎、秦归以活血而行血气之凝泣，郁金、莪术以散郁开窍而行血，丹参以去瘀血，玄胡以行血气之凝泣，荆芥以散风寒客邪而理气理血也，□□□□[③]。

肾脉涩甚为大痈。[④]

按：少阴本多气少血，今脉涩甚，为血多气少且有寒，故主肾脏经血被寒泣不行，而发为大痈也。酌用牙皂荆芥汤化服山甲末、万应丸，随用细辛以散肾经之寒邪，川芎、秦归以生血活血而行血气，郁金、莪术、丹参、玄胡以开窍去瘀行血，半夏以涤痰涎而化结核，泽兰以行气血而消痈肿，荆芥以理气血也。

三阳急为瘕，三阴急为疝。[⑤]

按：三阳者太阳也，太阳主人身之阳，其脉应浮大，今脉得诸急，主寒邪泣于诸阳经隧，而成若有若无之瘕。三阴者太阴也，脾主输水谷之精气于四脏，其脉应柔和伏鼓，今得诸急，主寒邪内凝，致精气结而成止而不动之疝。酌用牙皂细辛泽兰汤化服万应丸，桂枝以散太阳经之风寒客邪，而行血脉，半夏以散留饮结核，泽兰以去陈积而宣通血气凝泣，细辛以温经而散寒

---

①②④ 均出自《灵枢·邪气脏腑病形第四》。

③ □□□□：此处缺四字，辨认不清。

⑤ 出自《素问·大奇论第四十八》。

邪，川芎、秦归以宣通气血，姜、枣以调和荣卫。阴急，加草果仁、苍术以温中而祛脾寒；卵疝，加吴萸以温厥阴肝经之筋急；瘕疝寒甚而痛，加生附以宣通阳气而驱除风寒湿邪也。

饮食积滞症治

按：人原资水谷之精液以滋养，而过食则伤胃。水谷积于胃间不能消化，食积则化热，致脾胃所主之四肢、心及胃脘皆热。食饮之热，蒸腾上升，甚至头重痛而目眩[①]。治宜先煎酒药汤化服万应丸以攻积饮，而后随用苍术以升脾胃之清阳，健中气而降浊阴，茯苓以益中土而渗水饮，焦楂酒药以化食积而温中土，陈皮、藿香以温中而散恶气，参、芪以益中气。食热所伤，加枳实以驱除湿热，射干以泻食火而去脏腑积滞。不大便，于第三次药漱服芒硝三分。食寒物所伤及胃寒者，加桂枝以散风寒而宣通血脉，半夏以涤痰饮而益脾胃，干姜以温中而散寒。胁下痛、呕酸，加吴萸。寒甚，加草果仁、益智仁以温中而祛脾寒，熟附子以补火益土。寒结不大便，加硫黄三分以益火补土，腐化积滞而通关膈。腹胀，加茵陈、泽兰以除陈积而散胀满。食积化热，烦闷，加炒连，药酒漱下。腹胀不便，加枳实、射干。木果积滞，加丁香、肉桂、麝香。肉食积滞，加阿魏、硇砂。鱼肉积滞，加大蒜（捣细）生漱服苏叶。麦食积滞，加生莱菔子末。谷食积滞，加炒谷芽、麦芽。食积而有虫，则加服炒鹤虱、雄黄、枯矾、焦苦楝根皮、使君子、胡黄连等药末以杀虫也。食积而下泻、口渴，加葛根以升清阳而生津止渴。泻热，则加乌梅以泻火敛阴生津，芍药以敛阴而泻火，黄连以泻小肠腑热。

消渴、消瘅、黄疸症治

按：胃者，水谷之海，五脏六腑之大源。而胃主行气于三阳，脾主行气

---

① 眩：原作“弦”。当为笔误，据意径改。

于三阴，若多食高粱肥美以益胃，胃有余则热中而善消。胃中所入水谷之液不足以供阳热之销铄，无以荣养胃主之肌肉，故食虽多而身形益瘦。胃热销尽水谷之液，致脾无以禀气而输精于五脏。夫五脏主藏精者也，今水谷之精不至则脏无可藏，津液竭而阳热炽矣。故肺虽为生水之源，须得脾输水谷之精气蒸腾上升，而后肺气始降为水也。若肾者主藏五脏之精而主五液者也，今胃热烁津，致脾无以输水谷之精气于肺而水精不四布，五经不并行，则肾之水源竭，无以供肝木之吸受，济心火之销铄，而消瘅成矣。故经曰，五脏皆柔弱者，善病消瘅。[①] 又曰，五脏脉小，为消瘅。[②] 又曰，瘅成为消中。[③] 又曰，大肠移热于胃，善食而瘦，谓之食亦，胃移热于胆，亦曰食亦。[④]

按：食亦者，虽善食而亦瘦之谓也。又曰，心移热于肺，传为膈消。又曰，心移寒于肺，为肺消，肺消者饮一溲二。[⑤]又曰，凡治消瘅眩仆，偏枯痿厥，气满发逆，肥贵人，则高粱之疾也。[⑥]又曰，有所劳倦，形气衰少，谷气不盛，上焦不行，胃气热，热气熏胸中，故内热。[⑦]此即过劳则汗出，而汗者阴液也，汗出多则五脏之阴液伤而阳热独盛，无阴液以济之，故令人形气衰少而口渴。故宜用甘润以益其阴，而无事苦寒以泻其阳，此乃治本之要首也。

足证[⑧]消瘅者，得诸肥美益胃者十之七，而得之劳苦太甚，致五脏之阴液衰者十之三也。故心肺居上，心火烁肺而消渴者，为上消；胃脾居中，胃热烁津，致不敷灌溉为中消；肝肾居下，热邪挟所有之液而迫出之，为下消也。故上中二消饮水虽多，其邪热皆能消之，而二便欠利。下焦之消，则饮一而溲二，是肺生之水无火蒸腾以润形身，而直驱膀胱，且肾脏所藏之水精，悉

① 出自《灵枢·五变第四十六》。

② 出自《灵枢·邪气脏腑病形第四》。在分述“脉之缓急，小、大、滑、涩之病形”各脏均有“微小为消瘅”。

③ 出自《素问·脉要精微论第十七》。瘅，谓湿热也。

④⑤ 均出自《素问·气厥论第三十七》。

⑥ 出自《素问·通评虚实论第二十八》。原有“仆击”，此为“眩仆”。“高粱”通“膏粱”。

⑦ 出自《素问·调经论第六十二》，原文为“上焦不行，下脘不通，胃气热……”

⑧ 证：原作“症”，据文意改。

被邪下夺之也。故治食亦及上中之消，则宜急益[①]其阴，以润其燥而抑其阳。治下消则当以蒸腾肾水，使之上升以润脏腑，则渴自减而消自已。

若夫黄疸之症，实由于脾胃之湿热太过。夫肺主天气而脾主地气，湿热之气蒸腾弥漫，混合天气，致肺主之皮毛，胃主之肌肉，甚至五脏六腑精气所注之目，薰化而为湿土之黄色矣。而其治本之法，则当先用万应丸以夺湿土之僭逆，俾水谷之液得灌溉于六腑，洒陈于五脏，而诸病自已矣。

上消用麦冬以清心益肺而滋水源，玄参以壮水而制火，枣皮、五味以益阴液，乌梅之酸以敛火而生津液，花粉之苦以荡胃热而存津液，茯苓以益脾肺而滋金水化源。

中消、食亦二症，用花粉、石膏、知母以清胃热而益阴液，茯苓以资水源，葛根升胃中之清阳下降为雨，橄榄之酸甘以益胃而生津，秦艽以清脏腑之热而泽枯润燥，射干以泻脾经之湿热利二肠。虽渴家忌用五苓，若舌苔灰白而渴，小便黄短者，酌加猪苓以祛上中之湿热而益肺胃，俾肺得布水精于四脏。泽泻以除下焦之湿，滑石以泻六腑之湿热也。凡治二消，可用梨汁、白茅汁、蔗汁、土瓜汁水煎药，以生津润燥，用蚌蛤粉之咸以降火益水也。

下消用熟附以补真阴而蒸动肾水使之上升，以润脏腑；桂枝蒸腾寒水之气升为津液，充周形身；熟地以益阴液；枣皮、五味之酸涩以敛阴液使不下脱；茯苓以益肺胃而使水精四布；苍术、葛根升脾胃水谷之精气，上升以荣养脏腑；泽泻之咸以清下焦之湿热；丹皮之苦以清虚火而渴自止，则小便亦如常矣。

凡治三消腑热便燥，加秦艽、射干；心火，加黄连；三焦火，加栀子；真火不足者，加硫黄以蒸水上升也。

再有外消之症，水入于口，随由外泄[②]。此则水入于胃，直传于肺主之皮毛，而不游溢其精气，上输于脾，脾气散精，上归于肺，通调水道，下输膀胱，水精四布，五经并行。[③]故饮水虽多而二便尚欠利。此不须治其渴，但以

---

① 益：原作“溢”，据文意改。
② 随由外泄：据下文所述，此处当是指“随由汗外泄”。
③ 出自《素问·经脉别论第二十一》。

固水精之外泄，使之洒陈灌溉于脏腑，汗不出而渴自已矣。用桂枝以固卫气之虚，和荣卫而蒸腾水精，使之充周形身；牡蛎之咸以引水下达，兼涩以止汗；茯苓以益肺胃，使水精四布；五味之酸以敛津液而止汗。热，加乌梅之酸涩；虚，加麦冬以清心保肺，生黄芪、沙参以固表。兼他症者，随症加减治之。惟阳明经证亦口渴自汗，但症见头痛身热，目痛不眠，鼻干口渴自汗，面赤，脉浮滑洪长，宜照中消治之，不可误会。

又有渴饮热水之症，此属脾脏内蕴寒湿，湿气积久化热，致津液不升以润咽嗌，而内寒实甚，故喜饮热汤以散之。治用苍术之辛温以温中除湿而升脾胃水谷之精气，营养脏腑；桂枝之辛甘以祛寒温经，蒸腾水精使之上升而走津液；半夏以除湿攻饮而和胃健脾；茯苓以益肺胃滋金水化源而渗水湿；猪苓、泽泻之淡以渗湿，参、枣、炙草以益中气。舌苔灰白或乌润者，加附子、干姜以温中散寒，蒸腾水精，俾脾脏之湿邪去，庶能输水谷之精气于五脏而渴自止；若湿热便闭，可加枳实、射干；寒湿便闭，当加硫黄吞服。

消瘅脉症

心脉微小为消瘅。

按：五脏主藏精者也，心脉小则阴液枯竭，不能上升以润咽嗌，故病消瘅。消瘅者，心肺主上消，脾胃主中消，肝肾主下消也。治主用麦冬、藕汁、五味。

心脉滑急为消渴。[①]

按：心为火脏，脉缓则阳气盛而热，心火上炎，致肺金伤，而肺为生水之源，水源告竭无以营养脏腑，故病消渴也。治主用麦冬、五味。

肺脉微小为消瘅。

按：肺脏属金，而金为生水之源，脉得诸小为虚，肺虚则不能生水以充周脏腑荣养形身，致津液涸竭，故病消瘅也。治主用沙参、麦冬、五味。

---

① 出自《灵枢·邪气脏腑病形第四》，原文“（心脉）滑甚为善渴”。前 1 条“心脉微小为消瘅”与后 4 条均出自此。

肝脉小甚为多饮，微小为消瘅。

按：肝属厥阴风木，今脉得小甚，则脏气虚而肝藏之津液衰，邪火炽，吸烁肾藏之水精，不足营养脏腑，故为多饮。若肝脉微小，则不能制胃土之太过，而胃肠有余，故善消水谷而病消瘅也。治主用枣皮、五味、五汁。

脾脉微小为消瘅。

按：脾主为胃行津液者也，脾虚则不能行津液于三阴，而胃阳独治，故善消水谷而病消瘅也，而脾为至阴，主用苍术、何首乌、花粉、五汁。

肾脉微小为消瘅。

按：肾主五液以营养五脏，今脉虚小则津液衰微，而五脏之阴虚，阴虚则水不能制火而阳热亢甚，故病消瘅也。治主用熟地、枣皮、玄参、五汁。

二阳结谓之消。①

按：二阳者，手阳明大肠、足阳明胃也。而胃为水谷之海，五脏六腑之大源，而大肠为燥热之腑而主津液生病，胃则主血生病，二腑之气抟结而不行，则阳热偏盛。胃中所入水谷之津液不足以供阳热之销灼，不敷布于三阴，致五脏无以禀气，源泉枯涸，故发为消渴也。治主先用大黄、芒硝。

是故病消瘅者，脉实大，病久可治，脉悬小坚，病久不可治。②

按：经曰，五脏皆柔弱者，善病消瘅。又曰，五脏脉小为消瘅。又曰，瘅成为消中。足证消瘅者，由于五脏津液衰少，不敷充周灌溉。阴虚则生内热，致津液枯竭，阳火亢甚，故善消水谷而病消瘅也。脉实大，为阳证得阳脉，故虽久可治；若脉悬小坚，是阴精衰竭，神脏伤矣，故病者不可治也。

已食如饥者，胃瘅。③

按：人身原资水谷之津液以营养，而胃主行气于三阳，脾主行气于三阴，阴阳原相济为用，而不可有所偏盛者也。若胃腑之阳有余，则水谷之津液易于销烁，故善饿。胃热，销尽津液，致脾无以禀气以营五脏而润形身，故虽善食而亦瘦也。主用花粉、知母、麦冬、五汁。

---

① 出自《素问·阴阳别论第七》。

② 出自《素问·通评虚实论第二十八》。

③ 出自《素问·平人气象论第十八》。

凡治消瘅，肥贵人则高粱之疾也。[①]

按：过食肥美则益胃，而胃为盛阳，胃阳有余则热中，而水谷之津液患被销烁，故发为消瘅也。治主先用万应丸。

溺黄赤，安卧者，黄疸。[②]

按：脾为中央土，孤脏以灌四旁，脾脏湿土之气盛，则土乘水中，故溺赤。脾喜燥而恶湿，脾湿则不能输运精气于四脏，脏无气故懈于动作而安卧。脾脏湿气太过，升腾弥漫薰于脏腑精气所聚之头目，及脾脏所主之肌肉，故身目皆黄而为黄疸也。论治详后篇目黄。

刺腰论[③]

帝问，腰痛起于何脉？刺之奈何？岐伯曰，刺法如下：

足太阳令人腰痛，引项脊尻背如重状，刺其郄[④]中。太阳正经出血，春无见血。郄中即委中，膝后对腘中央。[⑤]

按：足太阳脉行身后，经气不舒，故上下引痛，而当刺其正经所入之委中以泻其经气也。治用桂枝以疏通太阳之经脉，牛膝以行血而强筋骨，萆薢以除风湿而强筋骨，狗脊以除风湿强机关而利俯仰，续断、杜仲以壮筋骨而通血脉也。

少阳令人腰痛，如以针刺其皮中，循循然不可以俯仰，不可以顾。刺少阳成骨之端出血。成骨在膝外廉之骨独起者，夏无见血。成骨，委阳上骨。[⑥]

按：少阳脉行人身之侧，经气郁结，故不可俯仰与顾。而少阳主气与木火，火气郁于三焦通会之腠理，故如针刺其皮中。而三焦下俞出于委阳，故

①② 均出自《素问·平人气象论第十八》。

③ 出自《素问·刺腰痛第四十一》。

④ 郄：同“卻”，也作“隙”。

⑤ “郄中即委中，膝后对腘中央”，《内经》原文无，为沈士真加，依王冰注，“郄中，委中也”。

⑥ “成骨，委阳上骨”，《内经》原文无，为沈士真加注。“以针刺其皮中”，原文无“中”字，据《内经》径加。

刺委阳之外成骨端出血，以泻其郁气。治用柴胡以升散少阳木火之郁气，五加皮以除风湿强筋骨而利机关，余用牛膝、萆薢、狗脊、续断、杜仲。

阳明令人腰痛，不可以顾，顾如有见者，刺阳明于胻前三痏，上下和之出血，秋无见血。三里（膝下三寸，胻外廉），**上廉**（三里下三寸），**下廉**（上廉下三寸）。[①]

按：阳明脉行身前，经气郁结，故腰强不可以顾。经曰，阳明有余则妄言而妄见。阳明燥金之气盛，致干肝脏，故令肝主之目眩冒如有所见，而宜泻阳明之所入三里而和之上下廉也。治用秦艽以袪阳明之风热而养血荣筋润燥，余用萆薢、五加皮、牛膝、续断、杜仲。

足少阴令人腰痛，痛引脊内廉。刺少阴于内踝上二痏，冬无见血，出血多，不可复也。复溜（内踝上二寸，附胫骨间）。[②]

按：少阴肾脉贯脊，经气郁结故痛引脊内廉，而当取其经复溜以去血也。治用独活、细辛以袪肾经之风寒湿邪而通经气，余用续断、杜仲、牛膝、狗脊、五加。

厥阴之脉令人腰痛，腰中如张弓弩弦。刺厥阴之脉，在腨鱼腹之外，循之累累然，乃刺之。蠡沟（内踝上五寸络脉）。[③] **其病令人善言，默默不慧，刺之三痏。**

按：厥阴肝病，腰痛不可以俯仰，故腰中强劲如张弓努弦，而当刺其络，蠡沟泻木火之气也。经曰，东方肝木，病善惊骇。木火盛则神志不宁，故善言。木火炽则神志失守，故默默不慧也。治用柴胡以升散少阳、厥阴经气之郁结，余用五加、牛膝、杜仲、续断、狗脊。善言不慧，加栀子、丹皮。

---

① “三里……上廉……下廉”，为沈士真加注。

② “复溜（内踝上二寸，附胫骨间）”，为沈士真加注。

③ “蠡沟（内踝上五寸络脉）”，以及后面“委阳、郄外廉”“郄中”“阳辅”“阳交”“郄阳间”“飞扬、筑宾”“委中下五寸承筋上间，视其结络出血”“复溜、交信”“阳关、阳陵泉、委阳”“跗阳、阳辅、阳交”“郄中即委中”，《内经》原文未见，疑沈士真加注。

解脉令人腰痛，痛而引肩，目𥉂𥉂然，时遗溲。刺解脉，在膝筋肉分间，郄外廉之横脉出血，血变而止。委阳（膝外筋肉分间），**郄外廉**（委中外委阳间）。

按：手太阳之正经列于肩解，与足太阳交于肩上。解脉者，即肩解之脉也。太阳脉行身后，故腰痛引肩。足太阳之脉起于目内眦，手太阳之脉上至目锐眦，故目𥉂𥉂然。膀胱不约，故遗溺。而当取太阳、少阳之间横脉以泻其经气也。治同足太阳，加柴胡以舒少阳之经气。

解脉令人腰痛，如引带，如折腰状，善恐。刺解脉，在郄中，结络如黍米，刺之血射以黑，见赤血而止。郄中（即委中，膝后对腘中央）。

按：太阳为诸阳主气，太阳经气郁结，则不能引诸阳精气上行，阳气下陷阴中，故腰痛如引带，甚至腰如折而不可伸。膀胱与肾脏腑相连，膀胱病传肾，故见肾志之善恐，而当取膀胱之合委中，以泻脏腑之气也。治同足太阳，加独活以散肾脏之风寒湿邪，茯苓以伐水邪而宁志定恐。

同阴之脉令人腰痛，痛如小锤居其中，怫然肿。刺同阴之脉，在外踝上，绝骨之端，为三痏。阳辅（外踝上四寸，绝骨端）。

按：同阴，少阳之支络也。少阳木火之气郁而不舒，故腰强劲如小锤居其中。木火之气盛，故郁而作肿。当刺少阳之正经阳辅以泻其气也。治同少阳。肿，加泽兰。

阳维之脉令人腰痛，痛上怫然肿。刺阳维之脉，脉与太阳合腨下间，去地一尺所。阳交（外踝上七寸，阳维郄，叙属三阳）。

按：阳维脉者，维络人身之诸阳，诸阳气郁，故痛上怫然肿，而与足太阳合于腨外间之阳交，故刺之以泻其盛气也。治同太阳。肿，加泽兰。

冲脉之络令人腰痛，不可以俯仰，俯仰[①] **则恐仆。得之举重伤腰，冲络绝，恶血归之。刺之在郄阳筋之间，上郄数寸，冲居为二痏**[②] **出血。郄阳间**（即委中、委阳间，视其络之结而血者刺之）。

按：冲络之脉，太阳、少阳间之络脉也。足太阳主筋生病，足少阳主骨

---

① 俯仰：原文无，据文意补。

② 二痏：原作“三痏”，据《内经》径改。

生病，手少阳主气。举重用力过度则伤筋骨与气，致三阳经络间恶血归之。故当刺委中、委阳间之结络以泻其血也。治同太阳。加泽兰、红花、血藤[1]。

飞扬[2]之脉令人腰痛，痛上怫怫然，甚则悲以恐[3]。刺飞扬之脉，在内踝上五寸，少阴之前，与阴维之会。飞扬（踝上五寸络脉，足太阳络别走少阴），**筑宾**（内踝上腨分间阴维之郄）。

按：飞扬，为太阳膀胱络肾之大络也，而腰为肾之府，太阳经气郁结，乘于肾脏，故不但腰痛，兼且肾志之悲与恐。故既取太阳之络飞扬，而当取阴维之会筑宾也。治同太阳、少阴。但恐悲，宜加郁金而散瘀去郁也。

会阴之脉令人腰痛，痛上漯漯然汗出，汗干令人欲饮，饮已欲走。刺直阳[4]之脉上三痏，在跷上郄下五寸横居，视其盛者出血。委中下五寸承筋上间，视其结络取血。

按：会阴之脉，即阴与阳。足太阳之脉抵腰中，而足少阴脉抵挟脊，阴阳相搏故痛，阳虚不能卫外，故漯漯然汗出。汗者阴液也，阴液外泄，津液衰，故汗干令人欲饮。内本无热以消饮，故饮已则内不安而欲走也。刺直阳之脉者，以泻阳之有余，而使之下交于阴也。治用桂枝以和阳，芍药以敛阴，甘草以和中，茯苓、泽泻以行水，续断、杜仲、牛膝以舒经脉而止痛也。

昌阳之脉令人腰痛，痛引膺，目䀮䀮然，甚则反折，舌卷不能言。刺筋肉为二痏，在内踝上大筋前太阴后，上踝二寸所。复溜（内踝上二寸，附胻筋骨隙间），**交信**（阴跷郄，复溜后，中隔一筋）。

按：昌阳之脉，即阳兴阴会之脉也。足太阳之脉抵腰中，而足少阴脉挟脊，阴阳相搏故痛，而足少阴之脉与足阳明冲任之脉上在胸膺，故引痛。足太阳之脉起于目，故目䀮䀮然。太阳之脉行身后，故反折。少阴之脉挟舌本，故舌卷不能言。而当刺少阴之经复溜，阴跷之郄交信，以泻阴之有余，而使之上承于阳也。治用细辛、桂枝、附子、茯苓、秦归、牛膝、杜仲，以

---

① 血藤：原作“血籐”。据医理改。

② 飞扬：《内经》写作“飞阳”。

③ 悲以恐：原无“悲以”，据《内经》补。

④ 直阳：原作“其阳”，据后文按语和《内经》径改。

益阳祛阴而宣通血脉也。

散脉[①]**令人腰痛而热，热甚生烦，腰下如有横木居其中，甚则遗溺。刺散脉在膝前骨肉分间，络外廉，束脉为三痏。阳关**（膝下犊鼻外间），**阳陵泉**（膝下外廉陷中），**委阳**（委中外廉筋上陷中）。

按：散脉者，散行于阳经之脉也。阳气遏郁，故痛而热，热甚则心神不宁，故烦。阳盛不下交于阴，阴气厥逆于下，故腰下如有横木居其中。阳气独治而无阴以内守，致膀胱气道不约，故遗溺。而当三刺三阳骨肉分间之络外束脉以泻其盛气也。治用桂枝、熟地黄、知母、枣皮、牛膝、续断、茯苓、泽泻、丹皮。小便黄短数，加黄柏、知母。

肉里之脉令人腰痛，不可以咳，咳则筋束急，刺肉里之脉为三痏，[②]**在太阳之外，少阳绝骨之后。附阳**（外踝上三寸，绝骨后阳跷之郄），**阳辅**（绝骨上三分），**阳交**（外踝上七寸，阳维郄，针属三阳分肉间）。

按：肉里之脉，即阳跷、阳维之脉，行于三阳分肉里者，阳跷与太阳脉并行，郄于附阳，而太阳络肾，故令腰痛。太阳寒水之气，上逆于肺故咳。而足太阳主筋，故咳则筋束急。而当刺阳跷、阳维之郄及少阳之经，以泻其气也。治用桂枝、茯苓、泽泻、牛膝、杜仲、柴胡、川芎。

腰痛挟脊而痛，至头几几然，目䀮䀮欲僵仆，刺足太阳郄中出血。郄中即委中（腘中央）。

按：此属太阳正经腰痛，故亦当取委中以泻太阳所入之血也。治同太阳。但目眩欲仆，宜加茯苓、泽泻以涤上逆之饮邪耳。

腰痛上寒[③]**，刺足太阳膀胱、阳明胃。上热，刺足厥阴肝。不可俯仰，刺少阳胆。中热而喘，刺足少阴肾，刺郄中出血。膀胱俞束骨**[④]（足小指本节后陷中），**经昆仑**（外踝后跟骨上），**胃合三里**（膝下三寸胻外廉），**阴市**（膝

---

① 散脉：足太阴之别也。

② 《内经》原文为“筋缩急，刺肉里之脉为二痏”。

③ 腰痛上寒：原作“腰痛痛上寒”，据《内经》弃一“痛”字。

④ “膀胱俞束骨，经昆仑，胃合三里，阴市，肝荥行间……”疑沈士真加注穴位。

上[1]三寸），**肝荥行间**（足大指间），**络蠡沟**（内踝上五寸，厥阴络别走少阳），**胆经阳辅**（外踝上四寸绝骨端），**成骨**（膝外委阳上骨端），**肾井涌泉**（足心动脉），**络大钟**（内踝后绕跟间），**郄中**（即委中）。[2]

按：太阳寒水之气上乘于经，故当取其经俞，以泻水邪，补阳明之合，以实土制水也。治用桂枝、萆薢、茯苓、续断、杜仲、牛膝、泽泻。厥阴木火之气上乘，故痛上热，治同厥阴。热甚，加丹皮、芍药。不可俯仰，治同少阳。肾脏下焦之火气上乘，故中热而喘。治用熟地黄、五味、枣皮、续断、杜仲、牛膝、茯苓、泽泻、丹皮。热甚，加黄柏、知母。不愈者，属虚火，反佐桂、附。

腰痛上寒不可以顾，刺足阳明胃，上热刺足太阴脾。不可顾，刺三里，上寒刺阴市、脾入阴陵泉（膝内辅骨下陷中）。[3]

按：阳明胃之阳气衰微，不能熏温分肉，故痛上寒。寒气客于经脉，故牵引不可以顾。治用升麻、苍术以升阳明之阳而疏通经气，余用萆薢、五加、续断、杜仲、姜、枣。太阴脾之阴气衰微则不能营养五脏而阴虚，阴虚则生内热，阳盛则生外热。故痛上热者，当责之脾阴虚，而补其所入也。治用秦艽以除风热而养阴液，萆薢以除湿热，赤芍以泻脾火而行血敛阴，余用续断、杜仲、牛膝。

腰痛，中热而喘，刺足少阴，涌泉、大钟。大便难，刺足少阴，涌泉。[4]

按：少阴[5]属肾，故肾脏主水火。而肾开窍于二阴，肾火上乘，气不归元，故喘，治同前。下焦之火内结，致二肠津枯竭，故不大便，治同前。减茯苓、泽泻，加阿胶炖服以养阴润燥。

腰痛，小腹满，刺足厥阴，肝俞太冲（足大指行间上二寸陷中动脉）。

---

① 膝上：原作“膝下”，据阴市穴部位，径改。

② 本段括号中内容在原书中以小号字体书写，为沈士真加注。

③ “不可顾，刺三里，上寒刺阴市，脾入阴陵泉”，疑沈士真加注。

④ “涌泉、大钟”等穴位名称为沈士真加注。后文原文的穴位，“肝俞太冲”“如折刺束骨，俯仰难，刺京骨、昆仑……治同太阳”“肾经复溜，治同少阴”“治同少阴，厥阴”也为沈士真加注。

⑤ 少阴：原作“少阳”，据医理改。

按：厥阴之脉抵小腹，阴气郁结，气血凝滞，故小腹满，而当刺肝俞太冲以导其气血也。治用桂枝以平肝而行血脉，吴萸以散肝郁而去寒结，玄胡、泽兰以疏通气血而去积散满，川芎以散肝郁而理气血，余用续断、杜仲、牛膝。

腰痛如折，不可以俯仰，不可以举，刺足太阳。如折，刺束骨（足小指本节后陷中）。**俯仰难，刺京骨**（足外侧大骨下）、**昆仑**（外踝后跟骨上）。**不可举，刺申脉**（外踝下五分陷中）、**仆参**（足外跟下陷中）。**治同太阳**。

腰痛引脊内廉，刺足少阴。肾经复溜（内踝上二寸，筋骨隙间），**治同少阴**。

腰痛引少腹控䏚，**不可以仰，刺腰尻交者，两髁胂上，以月生死为痏数，发针立已。左取右，右取左。治同少阴、厥阴**。

按：以月生死为痏数，即初一刺一针，初二二针，按日渐加，至十五日十五针，十六日十四针，按日渐减，至三十日复一针。

按：肋下为䏚，腰脊旁无肋处为胂，髋髀上两旁挟腰脊之骨为髁，以髁上连胂，按之酸透内处取穴。

按：腰尻交者即髁胂下，上髎、次髎、中髎、下髎，左右共八髎。上髎（髁胂下一寸，挟脊第一空陷中），主治腰脊痛而冷，善伛睾跳寒热。次髎，第二空挟脊陷中，主治腰痛怏怏然，不可以俯仰，脊背寒，足不仁。中髎，第三空挟脊陷中，主治厥阴腰痛，大便难，飧泄，尻中寒，癃淋带下。下髎，第四空挟脊陷中，主治腰痛引少腹，痛不可俯仰，阴疮痛痒，肠澼。

刺寒热论

皮寒热者，不可附席，毛发焦，鼻枯槁腊，不得汗，取三阳（太阳）**之络，以补手太阴肺。太阳络飞扬**（踝上五寸）、**委阳**（委中外间）。**视其结络，刺之肺络列缺**（关外腕上分间）、**荥鱼际**（手鱼去寸一寸）、**经渠**（寸口中动脉）。

按：肺开窍于鼻，而主皮毛，主行荣卫阴阳，肺气郁则治节不行，致水谷之精气不泽于形身，故毛发焦而鼻为之槁，肉腊而无汗也。此当责之阳有余而阴不足，而太阳为诸阳主气，而属三阳之表，故当取三阳之络以泻阳气，而使之下交于阴。补手太阴肺以资化源，庶俾水谷之津液四布，自充身泽毛，如雾露之溉而汗自出矣。治用荆芥以散风寒郁热而理气血，桔梗、牛蒡子以散肝脏郁热，杏仁以开提肺气使之四布于形身，甘草以益中气，姜、枣以调和荣卫阴阳也。渴，加麦冬、知母以养阴澈热。

肌寒热者，肌痛，毛发焦而唇槁腊，不得汗，取之三阳于下，以去其血者（委中下血络），**补足太阴以出其汗**。**脾荥大都**（大指本节后陷中）、**俞太白**（腕骨下）。

按：肌肉[1]者，脾胃所主也，经气郁结故痛。脾胃所入水谷之精气不输于毛发，故焦，不泽于肌肉，故腊不得汗。而太阳为诸阳主表，故取三阳以下之盛经络以泻其气血，俾下交于阴。而脾主地气，天气降为雨，须得地气升腾而后下降。故补足太阴以实阴气，俾上升为雨。而汗者，水谷之精气也，脾能输水谷之精气于形身，自薰肤充身泽毛而汗自出矣。治用葛根、苍术以升腾脾胃水谷清阳之气以润形身，生黄芪、甘草以益脾胃、泻虚火而发汗解肌，秦艽以除风湿而疗肌痛兼养阴润燥泽枯，姜、枣以调和荣卫阴阳。渴，加花粉、知母以养阴澈热。

骨寒热者，病无所安，汗注不休，齿未槁，取少阴于阴股之络。**骨槁不治，骨厥亦然**。**肾络大钟**（踝后远跟间），**阴股络复溜**（内踝上二寸间络脉）。

按：肾主骨，而齿为骨之余。肾气郁则肾脏之阴津不上济于心，致心火燔灼，故病无所安。而汗为心液，邪火协阴液外泄，故汗注不休。齿未槁则肾脏之阴津尚主于骨，属犹可以治。取阴股之络者，所以引肾脏之阴津上承以消火也。治用熟地黄以补骨髓、滋阴液而退痨热，山茱萸以固精秘气而敛阴液，龟甲、鳖甲、牡蛎以潜阴敛汗而退痨热骨蒸，银柴胡以退痨热，丹皮以清虚火，用地骨皮、青蒿根煮水煎药。火甚，加麦冬、玄参以壮水制火；热甚，加秦艽以养阴润燥而退痨热骨蒸；寒多，加熟附子以补肾，藏真阴；汗冷，加桂枝以实卫而固表。

---

① 肉：原作“内”。疑为笔误，据文意改。

骨痹，举节不用而痛，汗注烦心。取三阴之经补之。肾经复溜（内踝上二寸）。

按：肾主骨，肾气衰则津液不充于骨髓，致骨失其作用，故举节不用而痛。肾主五液，痹则津液不藏而外泄，故汗注不休。肾痹则阴津不上承以消火，火亢无制，致心烦。故当补三阴之经，以引水精，使之上承也。

治用附子以除肾脏风寒湿邪，蒸腾水精上升以济心火，桂枝以行血脉而和荣固卫，山茱萸以固精秘气而敛阴液，萆薢以除风湿而强筋骨，熟地以补阴液而益骨髓，茯苓以益心肺而资金水化源，五加以除风湿、强筋骨而利机关，秦归以生血活血而宣通气血也。

厥痹者，厥气上及腹。取阴阳之络，视主病也，泻阳补阴经者也。取之人迎、扶突、天牖、天柱、天府，泻胃入人迎（挟喉旁动脉）、**大肠入扶突**（人迎后曲颊下一寸）、**三焦入天牖**（耳后完骨上）、**膀胱入天柱**（挟项大筋陷中，发际阴中），**天府**（肺脉所发，腋下三寸动脉）。

按：厥痹者，由于阴阳之气不相承顺，致气血厥逆，而为痹也。而腹者阴阳交会之所也，阳厥不下交于阴，故厥气而及腹，而当取阴阳之络，视主病之经，泻阳之有余，而补阴之不足，庶使阴阳归于和平也。是故阳逆头痛，胸满不得息，取胃入之人迎，主用石膏、枳实、秦艽、射干。暴瘖气硬，取大肠之入扶突，主用桔梗、射干、秦艽、枳实。暴聋气蒙，耳目不明，取三焦所入之天牖，主用柴胡、栀子、青皮、川芎。暴挛痫眩，足不任身，取膀胱之入天柱，主用羌活、萆薢、泽泻、黄柏。暴痹内逆，肝肺相搏，血溢口鼻，取肺脉所发之天府，主用桔梗、贝母、丹皮、枣皮。

□□□□□□□[1]

身有所伤血出多，及中风寒，肢惰不收，名曰体惰。其取小腹下三结交，阳明、太阴也，脐下三寸关元也。天枢（脐旁二寸，阳明脉气所发）、**大横**（脐旁三寸，足太阴阴维之会）。

按：阳明主行气于三阳，太阴主行气于三阴，而任脉又为经脉之海，身

---

① 此处原文模糊不清，不能辨析。

有所伤，出血多则阴阳气血皆虚。故易中风寒，而作寒热，甚至诸阳所出之四末，及脾主之四肢惰而不收。故当取任脉三阴之交，足太阴阳明之会，以引阴阳之气，使之周充于四肢也。治用桂枝以益阳而宣通血脉于四肢，萆薢以强筋骨而利机关，秦归、川芎以益阴而疏通气血，续断、杜仲以养阴而约束筋骨，炙甘草、茯苓以益中气之虚也。

病始手臂者，取手阳明大肠、太阴肺而汗出。大肠原合谷（手大指次指歧骨间）、**井商阳**（大指次指端），**肺荥鱼际**（手大指白肉际）、**俞太渊**（鱼际后一寸陷中）。

病始足胫者，先取足阳明而汗。胃俞陷谷（足大指次指间二寸陷中）、**合三里**（膝下三寸胻行[1]廉）。

病始头首者，先取项太阳而汗出。天柱（风池下挟项陷中央）。

手阳明、足太阴可出汗，故取阳汗出甚止于阴，取阴汗出甚止于阳。[2]**大肠商阳、合谷，脾荥大都**（足大指本节后陷中）、**俞太白**（腕骨下）。

手太阴、足阳明可汗出，故取阴汗出甚止于阳，取阳汗出甚止于阴。肺鱼际、太渊、尺泽，胃荥内庭（足大指次指外间陷中）、**陷谷、三里**。

按：人之所以汗出者，皆出于谷，谷生于精，邪气客于形身，致气道不通，水谷之精气不泽于形身，故不得汗。而身半以上，手太阴、阳明主之，身半以下，足太阴、阳明主之。而肺主天气，脾主地气，上为云[3]，斯天气降为雨，故雨出地气，是故人之汗以天地之雨名之。脾输水谷之精气，上升于肺，由肺而敷布于形身。今邪气交争而不得汗，故当取太阴、阳明以开其孔，导其气，庶邪气却，精气复，水谷之精气自充周于形身，而汗自出矣。

属于热病无汗，宜用辛凉苦甘。如薄荷、桔梗、牛蒡子、连翘、僵蚕、蝉蜕、石膏、甘草。渴，加花粉、知母以清表里郁热而汗自出。汗出后宜用麦冬、生地、杭芍、花粉、梨汁、白茅等汁养阴之剂，忌服补阳温药。腑热

---

① 行：按“足三里”的取穴部位，当作“外”。

② “手阳明、足太阴可出汗，故取阳汗出甚止于阴，取阴汗出甚止于阳”，《内经》原文无，疑沈士真加。

③ 上为云：接前句，此处当作“地气上为云”，疑为笔误。

不大便，加秦艽、射干以清里热。因伤饮食，恶寒发热无汗，宜用霍香、苍术、甜酒药、山楂、茯苓、甘草、姜、枣以温中消食而汗自出。食寒物所得，加桂枝、半夏、草果仁。食热物所得，加枳实、射干。因劳苦，加参、芪。因七情，加香附、槟榔。因房劳感风寒，加附子、细辛。因暑热，加麦冬、生地。秋末冬间春初，感风寒无汗，加麻黄、桂枝。得汗后，当温中，当清里热，酌量治之。

灸寒热之法，先灸项大椎（风府下一椎上陷中），以年为壮数。视背俞陷灸之，举臂背上陷者灸之。两季胁之间灸之，京门（季胁近腰）、章门（脐上二寸，去中六寸）。外踝上绝骨之端灸之，阳辅（踝上四寸）。足小指次指间灸之，侠溪。腨下陷脉灸之，承山（跟上五寸腨分间）。外踝后灸之，昆仑（踝后陷中）。缺盆骨上切之坚如筋者，炙缺盆间。膺中陷骨间灸之，天突（结喉下陷中）。掌束骨下灸之，阳池（手表小指次指近腕陷中）。脐下三寸灸之，关元。毛际动脉灸之，曲骨。膝下三寸分间灸之，三里。足阳明跗上动脉灸之，冲阳。巅上一灸之，百会。犬所啮之处灸之三壮，即以犬伤病法灸之。凡当灸二十九处，伤食灸之。

不已者，必视其经之迎于阳者，数刺其俞，而药之。[①] **膀胱俞束骨**（足小指本节后陷中）、**小肠俞后溪**（手小指外侧本节后）、**胃俞陷谷**（足上中指二寸陷中）、**大肠俞三间**（手食指本节后）、**胆俞临泣**（足小次指间上寸半）、**三焦俞中渚**（手小次指本节后陷中）。

---

① “灸寒热之法……而药之”出自《素问·骨空论第六十》，具体穴位为沈士真加注。

岐黄续编　补遗　脉法

口味症治

按：心气通于舌，心和则舌能知五味矣。脾气通于口，脾和则口能辨[1]五谷矣。肺气通于鼻，肺和则鼻能闻香臭矣。肝气通于目，肝和则目能辨五色矣。肾气通于耳，肾和则耳能知五音矣。[2]

是故口甘者，病名曰脾瘅，夫五味入口，藏于胃，脾为之行其精气，津液在脾，故令人口甘也。此肥美之所发也，此人必数食甘美而多肥也。肥者令人内热，甘者令人中满，故其五味之气上益，而口为之甘也，弗治则转为消渴矣。[3]治用泽兰汤化服万应丸数分，以推除脾胃之陈积，而夺中土之郁热，随服山楂谷麦芽酒药以化积滞，枳实以祛中土之温热，茵陈以升散郁热之气，并宜清淡其饮食，而口味自如常矣。

口苦者，病名曰胆瘅。夫肝者，中之将也，取决于胆，咽为之使。此人者数谋虑不决，故胆虚则生热，气上溢而口为之苦。[4]又木火之气乘于中土之中，亦为之苦。治之取阳陵泉（膝外陷中）及胆募（乳旁一寸半直下二寸）、胆俞（脊十椎下，去中寸半）以泻胆腑之气。治用柴胡以升散胆经之郁热，而胆属少阳相火，栀子以泻少阳之火气，枳实以降木火上逆之气而推除湿热，乌梅以敛木火之气，生甘草以缓火性之急速，兼益土[5]也。腑热便闭，加秦艽、射干。口渴，加花粉、知母。

再按：呕苦者，由于胆腑木邪之气乘于中土之中，致胃气亦随之而俱逆，故呕苦也。先用柴胡以升散少阳木火之气，万应丸以祛胃逆，随用半夏、生姜、茯苓涤饮散邪，黄连、竹茹以散火邪，旋覆、枳实以降上逆之气。治取

① 辨：原作“辩”。据文意改。下同。
② “心气通于舌……知五音矣”，出自《灵枢·脉度第十七》。
③ “是故口甘者……弗治则转为消渴矣”，出自《素问·奇病论第四十七》。脾瘅，原文为“脾痺”，形近致误，径改。
④ “口苦者……气上溢而口为之苦”，出自《素问·奇病论第四十七》，原文为“故胆虚气上溢而口为之苦”。
⑤ 益土：原作“以土”，据文意及生甘草的功效，当作“益土”。

三里（膝下三寸胻外廉以下）胃逆，刺少阳血络以去胆邪，胆络光明（内踝上五寸间血络）。呕苦，长太息，心中憺憺恐者，亦刺如上法。

咸者，北方水味也。寒水之气太过，乘于中土之中，故咸味见于胆气所通之口也。治用万应丸以攻水邪，苍、陈、苓、夏、草、枣以崇土制水而味自和矣。

酸者，东方木气也。木盛乘于土中，土病不能消化饮食，食积化热，故木气之酸溢于脾气所通之口也。经曰诸呕吐酸皆属于热，非实热也，饮食稍滞不消，蒸腾化热，故其味变化作酸也。治用酒药万应丸以除积滞，吴萸、枳实以降木气之上逆，苍、陈、苓、夏、姜、枣以益中土，山楂、谷麦芽以助消化也。

淡，亦水味也。中宫之火气衰微，不能熏温脾胃，寒水之气上溢，故口淡无味而不嗜食也。治用益智仁以补火，砂仁、草果仁以温中，苍、陈、苓、夏、草、枣以益中土而制水邪也。

再有口味淡甚而头晕目眩者，此属虚火上炎，治用丹皮以平虚火，桂、附以补火而引火归元，甘草以益中而缓火性之急速，茯苓、泽泻以行水益虚而疗目眩头晕，用铁煅淬水煎药。

标本病传论[①]

帝问，病有标本，刺有逆从，奈何？伯曰，凡刺之方，必别阴阳，前后相应，逆从得施，标本相移。故曰，有其在标求之于标，有其在本求之于本，有其在本而求之于标[②]，有其在标而求之于本。故治有取标而得者，有取本而得者，有逆取而得者，有从取而得者。故知逆与从，正行无问，知标本者，万举万当，不知标本，是谓妄行。

按：病之标本，经文言之最详。然百病之生，有从标本之不同。而其治法，以多先治其本，后治其标。惟中满病及大小便不利者，先治其标，

① 该章节出自《素问·标本病传论第六十五》。

② 有其在本而求之于标：原文无，据《内经》补。

后治其本也。病发而有余，本而标之。先治其本，后治其标。病发而不足，标而本之，先治其标，从治其本[①]。谨察间甚，以意调之，间者并行，甚者独行。

夫病传者，心病（病先发于心也），一日而咳（心病传肺，肺病则咳也），三日胁支痛（由肺传肝，肝病则胁支痛也），五日闭塞不通，身痛体重（肝病传脾，脾病则塞闭不通而重，身体重痛也），三日不已，死。冬夜半（亥子水旺克火，故死也），夏日中（夏属火，火亢极自伤，故火病死于巳午火旺时也）。

肺病（病先发于肺也），喘咳（肺病则气逆，故喘咳也），三日胁支痛（肺病传肝，肝病则胁支痛也），一日身重体痛（肝病传脾，脾病则身重体痛也），五日而胀（脾病传胃，胃之病则胀也），十日不已，死。冬日入（冬日入在申，金衰不能相扶也），夏日出（夏日出寅，木旺生火，火克金，金衰则不待火生即死也）。

肝病（病先发于肝也），头目眩，胁支满（肝脉布胁肋，上系目系，与督脉会于巅，故病则头眩，胁支满也），三日体重身痛（肝病传脾，脾主肌肉，故体重而身痛也），五日而胀（脾病传胃，胃病则水谷不化，故胀也），三日腰脊少腹痛，胫酸（脾病传肾，肾病故所主之腰脊少腹痛也）。三日不已，死。冬日入（冬日入申，木病故死于金时也），夏早食（夏早食即卯木病自伤，故死于木旺时也）。

脾病（病发于脾也），身痛体重（脾主肌肉，脾病则精气不舒，故身痛体重也），一日而胀（脾病传胃也），二日少腹腰痛，胫酸（肾主骨与髓液，肾脉贯脊属肾络膀胱，胃病传肾，肾病故其经脉所过之处皆痛也），三日背膂筋痛，小便闭（肾病传膀胱，膀胱之脉，挟脊抵腰中，循膂，络肾属膀胱，故病则其经脉所过之处痛而便闭）。十日不已，死。冬人定（冬人定在戌，土胜水绝也），夏宴食（夏宴食戌，土旺时也）。

肾病（病先发于肾也），少腹腰脊痛，胻酸（肾病，故其经脉所过皆痛），三日背膂筋痛，小便闭（肾传膀胱也），三日腹胀（由膀胱传胃也），三日两

① 从治其本：原文如此，按文意，与上句对应，此处当为“后治其本”。

胁支痛（由胃传肝也）。三日不已，死。冬大晨（辰时），夏宴晡（未时，土旺克水，故死）。

胃病（病先发于胃也），胀满（胃病则水谷不化，故胀满），五日少腹腰脊痛，胻酸（胃病传肾也），三日背膂筋痛，小便闭（由肾传膀胱也），五日身体重（由膀胱传脾也），六日不已，死。冬夜半（夜半亥子水旺而火绝，己生土也），夏日昳（日昳在未，土自伤也）。

膀胱病（病先发于膀胱也），小便闭（膀胱病则气化不行，水泉竭，故小便闭也），五日少腹胀，腰脊痛，胻酸（膀胱病传肾脏也），一日腹胀（由肾病传胃也），一日身体痛（由胃病传脾也），二日不已，死。冬鸡鸣（鸡鸣于丑，土克水也），夏下晡（下晡未时，土克水也）。诸病以次相传如是，皆有死期，不可刺。间一脏及三四脏者，乃可刺也。

经别[①]

足太阳之正，循腘入肛，属膀胱，散之肾，循膂，当心入散。直者从膂上项，复属太阳。

少阴之正，至腘中别走太阳而合，上至肾，当十四椎，出属带脉。直者系舌本，复出于项，合于太阳。（足见太阳少阴，外合于项也。[②]）

足少阳之正，绕髀入毛际，合于厥阴，别入季胁，循胸里入胆，上肝贯心，上挟咽，出颐颔中，散于面，系目系，合少阳于目外眦。

厥阴之正，别跗上，上至毛际，合于少阳，与别俱行。（足见少阳厥阴合于毛际也，手足少阳，合于目外眦也）

足阳明之正，上至髀，入腹里，属胃，散之脾。上通心，循咽出口，上额颃，系目系，合于阳明。

---

① 出自《灵枢·经别第十一》，本书与原文有个别文字差异，不影响内容含义，遵沈氏著作。

②《内经》原文无此句，沈士真原著中手书小字体，加小括号标示，为沈士真加注。以下俱同。

足太阴之正，上至髀，合于阳明，与别俱行，上结于咽，贯舌中。（足见阳明太阴外合于髀）

手太阳之正，指地，别[①]于肩解，入腋走心，系小肠。

手少阴之正，别入于渊腋[②]两筋之间，属于心，上走喉咙，出于面，合目内眦（足见手太阳少阴，外合于目内眦，手足太阳外合于肩项也）

手少阳之正，指天，别于巅，入缺盆，下走三焦，散于胸中。

手心主之正，别下渊腋三寸，入胸中，属三焦，出循喉咙，出耳后，合少阳完骨之下（足见手少阳心主外合于完骨之下，手足少阳合于目外眦也）

手阳明之正，从手走膺乳，别于膺乳[③]，别于肩髃，入柱骨，下走大肠，属于肺，上循喉咙，出缺盆，合于阳明。

手太阴之正，别入渊腋，少阴之前，入走肺，散之太阳，上出缺盆，循喉咙，复合阳明（足见手阳明太阴外合喉咙之间也）

帝曰：荣气之道，内谷为宝。谷入于胃，乃传之肺，流溢于中，布散于外。精专者，行于经隧，常荣无已，周而复始，是谓天地之纪。

故气由手太阴（外出云门，循肘臂内廉，入寸口，出大指之端），注手阳明（复由大指次指之端，循臂上廉，入肘外廉，上肩前廉，上出柱骨，下缺盆，与手太阴合；支从缺盆上颈贯颊，入下齿，还出挟口，交人中，左右相交，上挟鼻孔），上行注足阳明（复由鼻频，下循鼻外，入上齿，还出挟口，环唇，下交承浆，却循颐出大迎，循颊车，上耳前，至额颅；支从大迎循喉入缺盆，下膈属胃络脾；其直者从缺盆下乳内廉，下挟脐入气街中；其支者，起于胃口，下循腹里，下至气街中而合，以下髀关，与足太阴合；抵伏兔，下膝膑中，下循胫外），下行至足跗上，注大指间，与足太阴合，上行抵髀（与足阳明合）。

从髀[④]注心中，循手少阴出腋下臂，注小指，合手太阳（复由小指外侧，上腕循臂骨下廉，出肘内侧）。上行乘腋（上循臑后廉，出肩解，绕肩胛，交

---

① 别：原文为“列”，形近致误，径改。
② 腋：原文为“液”，形近致误，径改。
③ 别于膺乳：《内经》原文无，此处疑为笔误。
④ 髀：《内经》中为“脾”，此文沈氏为“髀”。

肩上，入缺盆，络心，下膈，抵胃，属小肠；其支者，从缺盆循颈上颊，至目锐眦，却入耳中），出䪼[1]内，注目内眦，上巅下项，合足太阳（其支者，从巅至耳上角，其直者，从颠直络脑，还出下项，循天柱而下，挟脊，抵腰中，入循膂，络肾，属膀胱；其支者，从腰中，下挟脊，历四髎，贯臀，入腘中；其支者，从天柱，膊内左右，别下贯肩胛，挟脊下行，过髀枢，循髀外）。循脊下尻，下行注小指之端，循足心，注足少阴（复由涌泉，出然骨，循内踝，上腨，出腘内廉，上股内后廉，贯脊属肾，络膀胱；其直者，从肾上贯肝膈，入肺中，循喉咙，挟舌本，其支者，从肺出，络心，注胸中）。

上行注肾，从肾注心，外散于心中，循心主脉（心主起于胸中，出属心包络，下膈，历络三焦；其支者，循胸中，出胁，下腋三寸），出腋下臂，出两筋之间，入掌中，出中指之端，还注小指次指之端，合手少阳。上行至膻中，散于三焦（其支者，从膻中上出缺盆，上项系耳后，直上出耳上角，以屈下颊至䪼；其支者，从耳后入耳中，出走耳前，过客主人，前交颊，至目锐眦）。

从三焦注胆，注足少阳（胆脉，起于目内眦，合三焦，上抵头角，下耳后，循颈行手少阳前，至肩交出手少阳后，入缺盆；其支者，从身后，入耳中，出耳前，至目锐眦后；其支者，别锐眦，合手少阳，抵于䪼，下颊车大迎，下颈，合缺盆，以下胸中，贯膈络肝属胆，循胁里，出气街，绕毛际，横入髀厌中；其直者，从缺盆下腋，循胸过季胁，下合髀厌中，以下循髀阳，出膝外廉），下行至跗上，复从跗注大指间，合足厥阴（肝起于大指丛毛际，上足跗，去内踝一寸，上踝八寸，交出太阴后，上腘内廉，循阴股入毛中，过阴器，抵小腹，挟胃属肝络胆，上贯膈，布胁肋）。

上行至肝，从肝上注肺，上循喉咙，入颃颡之窍，究于畜门（上连目系）。其支别者，上额（与督脉会），循巅下项中，循脊入骶，是督脉也，络阴器，上过毛中，入脐中，上循腹里，入缺盆，下注肺中，复出太阴。此营

① 䪼：音zhuō，指眼眶下面的骨。

气之所行，逆顺之常也。[①]

钤[②]按：胃中水谷之精气，由中焦受气取汁化而为血。乃传之肺，肺由腋下布散于外之经隧，循腋肘臂内廉，出注手大指，与手阳明合，循臂肘前廉，上行至面，交鼻旁，与足阳明合。下行循人身之前，至跗上，注大指间，与太阴合。上行阴股，抵髀，从脾注心中，循手少阴，出腋下，循肘臂，注小指，与手太阳合。上行肘臂之后，绕肩上，出颊内，注目内眦，与足太阳合。上巅下项，循脊下尻，下行注足小指端，与足少阴合。循足心上行阴股内后廉，注肾，从肾注心外，散于胸中，循心主脉，出腋，下循肘臂内廉，行太阴之后，出中指之端，还注手小指次指，与手少阳合。行臂肘外侧，上行至膻中，散于三焦。其支者，上至目外眦，与足少阳合。下行循人身之侧，至跗上，注大指间，与足厥阴合。上行循阴股前，注至肝，从肝上注肺，上循喉咙，入颃颡，连目系，上额交巅，与督脉合。下项，循脊入骶，是督脉也，与任冲合于会阴。络阴器，上过毛中，入脐中，上循腹里，至咽喉，下注肺中，复出太阴，周而复始。此营气之行，逆顺之常也。

万应普济丸加减法

苍术辛温，健脾除湿而避恶气。陈皮[③]辛温，健脾和胃而散满。厚朴苦温，宽中散满而降逆气。甘草甘平，补脾胃之虚而益中气。茯苓甘淡，补脾胃、益肺宁心而利水。党参甘温，补脾胃而益中气。秦归、川芎辛温，生血活血而行气散郁。炒山楂酸涩，化肉食积滞而益脾胃。白酒药香温，化积滞而益脾胃。枳实苦辛，降逆气而推积滞。泽兰香温，去陈积而通调气血。炒香附香温，通行二十经而调气血。炒麦芽、谷芽甘温，化谷食而益脾胃。半夏辛燥，涤痰祛饮而和胃健脾。炒槟榔香温，升降诸气而除瘴散满。乌药香

① 从33页起，“帝曰，荣气之道……此营气之所行，逆顺之常也”，出自《灵枢·营气第十六》，小括号内为沈士真加注。

② 钤：古同“珍”，疑是沈士真自称。此段为沈氏所加注。

③ 陈皮：原作“陈风”，疑为笔误。

温，疏通诸气。血藤香温，通行血脉而祛瘀。藿香香温，散恶气而益脾胃。荆芥辛凉[①]，散风热而通调气血。滑石淡寒，泻六腑之里热而利水。射干苦辛，泻脾经之积而祛里热。黄芩苦寒，清散表里之热。柴胡微辛温[②]，升发少阳清气和表里而澈热。葛根辛甘，升发阳明清气而解肌止渴。防风辛温，散诸经之风寒。

春加薄荷升发少阳木火之气，加栀子以散少阳之火。夏加玄参、麦冬以壮水而制火，加黄连以清心与小肠之火。夏至后加苍术、射干、滑石，分两[③]一倍以除湿热。秋加干姜以散寒。冬加桂枝、麻黄以散风寒。

以上药品，分两平均，惟苍术、藿香加一倍，射干加二倍，滑石加三倍，酒药五倍，秋内后去黄芩，冬减射干、滑石，分两不加。共为细末，用米汤水和为丹丸，随用辰砂、硫黄、雄黄末裹衣。

本丸补益脾胃，调和气血，清散风火暑湿燥寒杂邪，治内伤饮食、胸腹胀满、五心烦热、痰饮喘咳、霍乱呕吐泻利。内伤情欲，气虚神欠，头昏目眩，用姜枣汤空心化服三五钱。外感风寒湿邪杂气，头痛发热，肢节酸痛，疟发寒热，煎青蒿、桃柳尖化服。感受暑火燥热，身热口渴，头痛烦闷，煎竹叶石膏汤化服。

凡服万应神效后，可多服此丸。

运气五瘟丹制法

栀子，清三焦心包肝胆之火，丁壬年，气运化木，用以为君。

黄连，清心与小肠之火，戊癸年，气运化火，用以为君。

黄芩，清肺与大肠之火，乙庚年，气运化金，用以为君。

黄柏，清肾与膀胱之火，丙辛年，气运化水，用以为君。

甘草，和中土而平虚火，甲已年，气运化土，用以为君。

---

① 辛凉：《中药学》中荆芥味辛，性微温。

② 辛温：《中药学》中柴胡味辛苦，性微寒。

③ 分两：即分量。下同。

紫苏叶，以散风寒而达表。

香附，通调气血而和表里。

上七味，除为君加一倍，余六味分两同，共为细末，于上年冬至日和丸，用缺随时可和。

上列七味总共几斤，当用大黄几斤，杵碎透煮，滤汁再煮渣，滤汁去渣，熬汁成膏，和前七味作为丹丸，用雄黄细末裹衣。

治天行传染瘟疫，发热身疼，口渴便闭，及头面肿大之大头瘟，泻瘀血如豚肝之烂肠瘟，声嘶喉肿、胸高腹胀之虾蟆瘟，发点如榴米，痛不可当之痒子瘟，气筑湫痛之绞肠瘟，丹遍身红紫如榴，斑疹疔毒痈疮，九窍流血。凡百热毒，采青蒿、桃柳尖七个煎汤，清晨向日化服三五分，下泻三五次。未病者可以避免，已病者可以即愈。

瘟疫双解散

僵蚕（酒炒），蝉脱，姜黄，大黄，二黄分两加倍，共为细末，贮瓶。每用，采青蒿、桃柳尖七个煎汤，于空心时化服三五分。治天行各种瘟疫及一切热病，同运气五瘟丹。

救劫避瘟丹制法

卫矛（一名鬼箭羽，俗名三轮草，干有三棱，大如笔杆，高可二三尺，叶同茶叶而色粉蓝，人多用治虐治痢最效，闻河南多用以驱逐邪祟），射干，赤小豆（即红饭豆），细甘草，以上四味，分两平均，共为细末，米汤和丸，雄黄末裹衣。此丹能解一切毒，凡天行瘟疫之年，采青蒿、桃柳尖七个煎汤，空心服三五分。先服可以避免，已病者可以即愈。

止疟神效丸制法

炒槟榔香温，通行经膜而散满除瘴。青皮苦辛，平肝散满而益脾胃。常山苗辛散，疏通阳气而涌吐积痰。半夏辛燥，健脾和胃而祛痰饮。苍术辛温，健脾除湿而散恶气。炒山楂酸涩，化肉食积滞而益脾胃。甜酒药香温，助脾胃而化食饮。炒谷麦芽甘温，化谷食积而益脾胃。射干苦辛，涤脾胃之积饮而泻里热。草果仁辛温，去太阴脾经独盛之寒。黄芩、知母苦寒，去阳明胃、太阴肺独盛之热。甘草甘温，以调和中气。桂枝升发少阳而和表里阴阳。姜、枣以调和荣卫而益中土。

上列药品，分两平均，共为细末，煮枣肉捣细，同生姜和丸，滑石末为衣，于虐发前煎青蒿、桃柳尖化服三五分。可先服万应丸，后服本丸。疟热多口渴，汗出淋沥，用石膏、竹叶、乌梅煎汤化服。疟寒多热少，用桂枝干姜大枣汤化服。

治痢神效丸制法

青皮五分，以平肝去滞散满。芍药三分，以敛阴气而暖中止痛。柴胡三分，以升发三焦阳气，勿使下陷。枯矾五分，涩以止脱，酸以泻火除湿。吴萸三分，以平肝去滞散满，引湿热下行。诃子五分，酸涩以止脱敛阴。栀子三分，以泻三焦之火。黄连三分，以泻火解毒凉血。臭椿根皮五分，涩以除湿热止脱。续断五分，苦辛以散热而坚固下焦。山楂五分，酸涩以消积止脱。地榆五分，涩以固下焦而凉血止脱。枳实五分，苦辛以除湿热而去积滞。

以上药，分两照加，和药煎汤，化服五六分。红痢用扁柏叶，白痢用姜枣汤化服，禁口痢加苍术五分，胸肋胀满者可煎白酒药五六分，化服万应丸、神效丸五六分。

又方，无论红白禁口痢，泄肚暴下血，用大蒜三瓣，红糖三分，同捣细，用陈醋半杯，泡一点钟，服之最效。

立消痞块丸

治胸胃肋下腹间久年痞块疼痛，形容枯槁[①]，煎白酒药姜枣汤空心服三五分，最能消导积聚，疏通经遂，健脾和胃。先服万应丸，得下利数次，后服本丸。

方：矮头陀、玄胡索、鳖甲、三棱、牙皂、莪术、苍术、陈皮、茯苓、半夏、泽兰、桂枝、枣肉和丸。

立止夜尿丸

此丸补肝肾，壮真阳[②]，固精秘气，能升降水火，治下焦火衰不能蒸水上升，老人溺多，小儿遗尿，大有奇效。用核桃三个（炮）连壳捶细，煎汤化服三五分。

方：续断、锁阳、蛇床子、破故纸、仙茅、枣皮、巴戟、盐附、桂心、枣皮、桑螵蛸（炮）、核桃（炮，连壳捣用）。

立止滑精丸

治男子真阳亏损，精神疲乏，形容枯槁，阳痿不兴，近妇精流，或神魂不宁，梦交精流，或多梦纷纭，惊而夺精等症。煎花椒汤化服，兴阳[③]梦交，用竹叶菊花汤。

方：锁阳、牡蛎、龙骨、龟甲、巴戟、五味、蛇床子、续断、破故纸、核桃（炮，连壳捣用）、枣皮、附片、桑螵蛸、仙茅和丸[④]，用硫黄末裹衣。

---

① 槁：原作“稿”，据意径改。下同。

② 真阳：原文作“真汤”，当为笔误。

③ 兴阳：原作“兴汤”，当为笔误，径改。

④ 和丸：原文无，依文意补入。

兴阳梦交，减桂、附、巴戟、故纸，加远志、郁金、茯神三五分，麝香数厘。

立消饱胀丸

治脾胃虚弱，饭后反胀，面色痿黄，身体困倦，四肢无力，用白酒药姜枣煎汤，早晚化服三五分，最能增长阳气，消化饮食[①]，健脾和胃，强壮精神，立见奇效。

方：苍术、益智、陈皮、砂仁、茯苓、半夏、党参、炒山楂、麦芽、泽兰、矮头陀、硫黄。

肥儿化虫丸

治大人小儿形体消瘦，时觉腹痛，痛时面白唇青，此脾经湿盛而生虫也。煎小枣汤早晚化服二三分，最能健脾除湿，杀三虫而治五疳，立见奇效。

方：鹤虱、苦楝根（醋炒）、雄黄、枯矾、槟榔、使君子、夜明砂（炒）、万丈深[②]、苍术、茯苓、麦芽、乌梅、胡连、射干、山楂、白酒药。

立止痰咳丸

治痰涎上涌，喘喝难卧，咳吐顽痰，久年不愈，偶感风寒及食寒物而更重者，用姜枣汤化服三五分，健脾除湿，立化痰涎，定喘止咳，最有奇效。

方：苍术、诃子、陈皮、茯苓、半夏、细辛、桂枝、旋覆、葶苈、赭石、

---

① 食：原文无该字，据文意补。

② 万丈深：《云南中草药选》别名马尾参、细草，《昆明民间常用草药》别名竹叶青、铁扫把，《贵州药用植物目录》别名刷把细辛，《红河中草药》别名奶浆参。味辛、甘、苦，性凉，入肺、肝经，功效清热、止咳、利湿、消痈。

牙皂。

疮癞一扫光

治干疮脓泡癣疥，一切皮肤痛痒。各疮癞，先用水抓洗，后用猪油或印色油调本药，搽抹重要处，卧时将有药之手置鼻端薰闻，即搽不到处尽愈。

方：硫黄二两（研），葱一两同研细，微火烘，用陈艾一两燃火熏硫黄和葱，艾勿烧过性，随烧随拨，将艾灰加入共研细，晒干贮瓶，再加牙皂、细辛、白芷末。

补泻神效丸

治饮食积滞，肠胃闭塞，用白酒药煎汤化服黄色丸一二分。热结，服白色丸。有食有热，各服一半。最能驱邪补正，便结不通危亡者，用葱汁、童便化服。

方：生白术、炒枳实、白酒药、牵牛子、牙皂。上各用五倍，加入甘遂、大戟、芫花共一倍，枣肉和丸，硫黄、雄黄裹衣，治食积便闭。

方：射干、天冬、秦艽五倍熬膏，地黄五倍，牵牛、牙皂三倍，甘遂、大戟、芫花共一倍，用膏和丸，滑石裹衣，治热结便闭。

立止泻利丸

治脾虚泻利，完谷不化，煎白酒药化服三五分，补火益土，立见奇效。

方：葛根、苍术、茯苓、炒山楂、杭芍、续断、砂仁、党参、炙甘草、大枣、樗根皮[1]、赤石脂。

---

① 樗：音chū，即臭椿。

立止胸痛丸

治阴气厥逆，清阳不舒，心胸疼痛，后澈[①]于背，煎甜酒汁化服三五分，立见奇效。

方：瓜蒌仁、半夏、薤白、干姜各十分，甘遂一分。

立止心痛丸

治阴气厥逆，上干清阳，心膻疼痛，连及胸背，用生姜汤化服三五分立效。

方：桂枝、秦归、菖蒲、细辛、远志、半夏、茯苓、良姜、郁金。

立止胃痛丸

治中焦阳虚，胃脘冷痛，连及肋腹，久年不愈，用白酒药汤化服三五分立效。

方：砂仁、苍术、陈皮、茯苓、丁香、半夏、桂枝、杭芍、枳实、山楂、甘草、泽兰、饴糖，枣肉和丸。

立止霍乱丸

治邪客三焦，气不升降，阴阳混乱，心腹绞痛，关格不通，药水入口即吐。用鸡毛探吐，水尽，先煎酒药生姜汤，服万应丸数粒，随服本丸。外烘旧鞋，轮换蒸慰。

方：桂枝、干姜、半夏、茯苓、苍术、藿香、香薷、黄连、射干，枣肉作丸，硫黄裹衣。

---

① 澈：同“彻”。通透、贯穿之意。

立止呕吐丸

治三焦火衰，脾胃阳虚[①]，呕吐翻胃，煎酒药生姜汤，先服万应丸数粒，随服本丸。

方：半夏、干姜、茯苓、苍术、桂枝、吴萸、砂仁、山楂（炒）、枳实，枣肉和丸，硫黄裹衣。

立止肋痛丸

治肝胆气逆，肋下作痛，久年不愈，先煎白酒药汤，服万应丸数粒，随服本丸。

方：青皮、吴萸、黄连、龟甲、川芎、杭芍、当归、玄胡索、矮头陀、柴胡。

立止白淋丸

治下焦湿热，膀胱受伤，时流白浊如脓，解便疼痛，煎棕根、笔管草[②]化服立效。先服万应丸数粒。

方：萆薢、野油麻[③]、苍术、茯苓、泽泻、滑石、栀子、黄柏、牛膝、车前子、枣皮。

立止红淋丸

治下焦火盛，膀胱受伤，便出血脓，疼痛难堪，煎棕根、笔管草化服立

---

① 阳虚：原作“阳霍”，当为笔误，据医理改。
② 笔管草：即中药木贼。
③ 野油麻：《贵州草药》别名地参、水茴香、千蜜灌。性温，味辛微甘。能补中益气，止血生肌。

效。先服万应丸数粒。

方：栀子、丹皮、萆薢、野油麻、泽泻、茯苓、地黄、枣皮、牛膝、车前子、瞿麦、甘草稍。

治痢神效丸

红痢用扁柏叶煎汤化服三五分，白痢用枯米汤化服，禁口痢用苍术汤化服。又方，无论各种痢，泄肚泄血，用大蒜三瓣，红糖三分，同捣细，用陈醋半杯，泡半时服最效。

方：青皮五分，芍药三分，柴胡三分，枯矾五分，吴萸三分，诃子五分，栀子三分，黄连三分，臭椿根皮五分，续断五分，山楂五分，枳实五分。

脉　诊①

黄帝曰，请问脉之大、小、缓、急、滑、涩之病形何如?

岐伯曰，臣请言五脏之病变也。心脉急甚者为瘛疭，微急为心痛引背脊，食不下。缓甚为狂笑，微缓为伏梁在心下，上下行，时唾血。大甚为喉吤，微大为心痹引背，善泪出。小甚为善哕，微小为消瘅。滑甚为善渴，微滑为心疝引脐，小腹鸣。涩甚为瘖，微涩为血溢，维厥，耳鸣癫疾。

肺脉急甚为癫病，微急为肺寒热，怠惰，咳唾血，引腰背胸，若鼻息肉不通。缓甚为多汗，微缓为痿瘘偏风，头以下汗出不可止。大甚为痉肿，微大为肺痹引胸背，起恶日光。小甚为泄，微小为消瘅。滑甚为息贲上气，微滑为上下出血。涩甚为呕血，微涩②为鼠瘘在颈支腋之间，下不胜其上，其善酸矣。

肝脉急甚者为恶言，微急为肥气在胁下，若覆杯。缓甚为善呕，微缓为水瘕痹也。大甚为内痈，善呕衄；微大为肝痹阴缩，咳引小腹。小甚为多饮，微小为消瘅。滑甚为㿗疝，微滑为遗溺。涩甚为溢饮，微涩为瘛疭筋痹。

---

① 本节内容均节选自《灵枢·邪气脏腑病形第四》，原无“脉诊”标题，据内容添加。

② 微涩：原作“微滑”，当为笔误，据文意改。

脾脉急甚为瘛疭，微急为膈中，饮食入而还出，后沃沫。缓甚为痿厥，微缓为风痿，四肢不用，心慧然若无病。大甚为击仆[①]，微大为疝气，腹里大脓血，在肠胃之外。小甚为寒热，微小为消瘅。滑甚为㿉癃，微滑为虫毒蛕蝎腹热。涩甚为肠㿉，微涩[②]为内溃多下脓血。

肾脉急甚为骨癫疾，微急[③]为沉厥[④]奔豚，足不收，不得前后。缓甚为折脊，微缓为洞，洞者，食不化，下溢[⑤]还出。大甚为阴痿，微大为石水，起脐以下，至小腹，腄腄然，上至[⑥]胃脘，死不治。小甚为洞泄，微小为消瘅。滑甚为癃㿉，微滑为骨痿，坐不能起，起则目无所见。涩甚为大痈，微涩为不月沉痔。

帝曰，病之六变，刺之奈何？岐伯答曰，诸急者多寒，缓者甚热；大者多气少血，小者气血皆少；滑者阳气盛微有热，涩者多血少气微有寒。是故刺急者，深内而久留之。刺缓者，浅内而疾发针，以去其热。刺大者，微去其气，无出其血。刺滑者，疾发针而浅内之，以泻其阳气而取其血[⑦]。刺涩者，必中其脉，随其逆顺而久留之，必先按而循之，已发针，急按其痏，无令其出血，以和其脉。诸小者，阴阳形气俱不足，勿取以针，而调甘药[⑧]也。

五俞穴

帝曰，愿闻五脏六腑所出之处？岐伯曰，五脏五俞，五五廿五俞，六腑六俞，六六三十六俞。经脉十二，络脉十五，凡廿七气，以上下所出为井，所溜为荥，所注为俞，所行为经，所入为合。

---

① 击仆：原文为“朴”，据《内经》改。
② 微涩：原作“微滑”，当为笔误，据文意改。
③ 微急：原作“微滑”，当为笔误，据文意改。
④ 沉厥：原文只有一“沉”字，据《灵枢·邪气脏腑病形第四》为“沉厥”。
⑤ 溢：据《灵枢·邪气脏腑病形第四》为“嗌”。
⑥ 至：原作“治”，疑为笔误，据文意改。
⑦ 取其血：《灵枢·邪气脏腑病形第四》为“去其热”。
⑧ 甘药：原作“其药”，据《内经》与医理改。

五脏有六腑，六腑有十二原，十二原出于四关，四关主治五脏。五脏有疾，当取之十二原。十二原者，五脏之所以禀三百六十五节气味也。五脏有疾也，应出于十二原者，十二原各有所出。明知[①]其原，观其应，而知五脏之害矣。阳中之太阴肺也，其原出于太渊，太渊二。阳中之太阳心也，其原出于大陵，大陵二。阳中之少阳肝也，其原出于太冲，太冲二。阴中之至阴脾也，其原出于太白，太白二。阴中之太阴肾也，其原出于太溪，太溪二。膏[②]之原出于鸠尾，鸠尾一[③]。肓之原出于脖胦，脖胦一。凡此十二原者，治五脏六腑之有疾者也。[④]

帝问曰，凡刺之道，必通十二经络之所终始，络脉之所别处，[⑤]五俞之所留，六腑之所与合，四时之所出入，五脏之所溜处，阔处[⑥]之度，深浅之状，高下所至，愿闻其解。岐伯曰，请言其次也：

肺出于少商，少商者，手大指内侧也，为井木。溜于鱼际，鱼际者，手鱼也，为荥。注于太渊，太渊，鱼后一寸陷者中也，为俞。行于经渠，经渠者，寸口中也，动而不居，为经。入于尺泽，尺泽者，肘中之动脉也，为合。手太阴经也。

心出于中冲，中冲者，手中指之端也，为井木。溜于劳宫，劳宫者，掌中中指本节之内间也，为荥。注于大陵，大陵者，掌后高骨之间方下者也，为俞。行于间使，间使之道，两筋之间，三寸之中也，有过则至，无过则止，为经。入于曲泽，曲泽者，肘内廉下陷者之中也，屈而得之，为合。手少阴也。

肝出于大敦，大敦者，足大指之端及三毛之中也，为井木。溜于行间，行间者，足大指之间也，为荥。注于太冲，太冲者，行间上二寸陷者之中也，

---

① 知：原文“智”，据《灵枢·九针十二原第一》径改。

② 膏：原文为“音”，形近致误，据下文“肓”径改。

③ 一：原文无，据医理及下文文意补。

④ 前两段出自《灵枢·九针十二原第一》。

⑤ 此句“经络”原为“经脉”，“络脉”原为“脉终”，据《内经》改。

⑥ 阔处：依《灵枢·本输第二》为“阔数”。从此段始至49页“痿厥者，张而刺之，可使立快也”，均出自《灵枢·本输第二》。

为俞。行于中封，中封者，内踝之前一寸半陷者之中，使逆则宛[1]，使和则通，摇足而得之，为经。入于曲泉，曲泉者，辅骨之下大筋之上也，屈膝而得之，为合。足厥阴肝经也。

脾出于隐白，隐白者，足大指之端内侧也，为井木。溜于大都，大都者，本节之后下陷者之中也，为荥。注于太白，太白者，腕骨之下也，为俞。行于商坵，商坵者，内踝前下陷者之中也，为经。入于阴之陵泉，阴之陵泉者，辅骨之下陷之中也，伸而得之，为合。足太阴脾经也。

肾出于涌泉，涌泉者，足心也，为井木。溜于然谷，然谷者，然骨之下也，为荥。注于太溪，太溪者，内踝之后，跟骨之上，陷者中也，为俞。行于复溜，复溜者，上内踝二寸，动而不休，为经。入于阴谷，阴谷者，辅骨之后，大筋之下，小筋之上也，按之应手，屈膝而得之，为合。足太阴肾经也。

膀胱出于至阴，至阴者，足小指外端也，为井金。溜于通谷，通谷者，本节之前外侧也，为荥。注于束骨，束骨者，本节之后，陷者中也，为俞。过于京骨，京骨者，足外侧大骨之下，为原。行于昆仑，昆仑者，在外踝之后，跟骨之上，为经。入于委中，委中者，腘中央，为合，委而取之。足太阳膀胱经也。

胆出于窍阴，窍阴者，足小指次指之端也，为井金。溜于侠溪，侠溪者，足小指次指之间也，为荥。注于临泣，临泣者，上行一寸半陷者中也，为俞。过于丘墟，丘墟者，外踝之前下陷者中也，为原。行于阳辅，阳辅者，外踝之上辅骨之前及绝骨之端也，为经。入于阳之陵泉，阳之陵泉者，在膝外陷者中也，为合，伸而得之。足少阳胆经也。

胃出于厉兑，厉兑者，足大指次指内之端也，为井金。溜于内庭，内庭者，次指外间也，为荥。注于陷谷，陷谷者，上中指内间上行二寸陷者中也，为俞。过于冲阳，冲阳者，足跗上五寸[2]陷者中也，为原，摇足而得之。行于解溪，解溪者，上冲阳一寸半陷者中也，为经。入于下陵，下陵者，膝下

① 宛：原作“死”，据《内经》与医理改。
② 五寸：原文如此。与现今冲阳穴取穴方法有不同。

三寸，胻骨外三里也，为合。复下三里三寸为巨虚上廉，后下上廉三寸为巨虚下廉也，大肠属上廉，小肠属下廉，足阳明胃脉也，大肠、小肠皆属于胃，是足阳明也。

三焦者，合于手少阳，出于关冲，关冲者，手小指次指之端也，为井金。溜于液门，液门者，小指次指之间也，为荥。注于中渚，中渚者，本节之后陷者中也，为俞。过于阳池，阳池者，在腕上陷者中也，为原。行于支沟，支沟者，上腕三寸，两骨之间陷者中也，为经。入于天井，天井者，在肘外大骨之上陷者中也，为合，屈肘得之。三焦下俞，在于足太阳之前，少阳之后，出于腘中外廉，名曰委阳，足太阳络也。手少阳经也。三焦者，足少阳、少阴[①]之所将，太阳之别也，上踝五寸，别入贯腨肠，出于委阳，并太阳之正，入络膀胱，约下焦，实则癃闭，虚则遗溺，遗溺则补之，癃闭则泻之。

手太阳小肠者，上合于太阳，出于少泽，少泽者，手小指外端也，为井金。溜于前谷，前谷者，在手外廉本节前陷者中也，为荥。经手后溪，后溪者，在手外侧本节之后也，为俞。过于腕骨，腕骨者，在手外侧之锐骨之前，为原。行于阳谷，阳谷者，在锐骨之下陷者中也，为经。入于小海，小海者，在肘内大骨之外，去端半寸陷者中也，伸臂而得之，为合。手太阳经也。

大肠上合手阳明，出于商阳，商阳者，大指次指之端也，为井金。溜于本节之前二间，为荥。注于本节之后三间，为俞。过于合谷，合谷者，在大指次指歧骨之间，为原。行于阳溪，阳溪者，在两筋间陷者中也，为经。入于曲池，曲池者，肘外辅骨陷中，屈臂而得之，为合。手阳明大肠也。

是为五脏六腑之俞，五五廿五俞，六六卅[②]六俞也。六腑皆出足之三阳，上合于手者也。

缺盆之中，任脉也，名曰天突，一。次任脉之侧足阳明也，名曰人迎，二。次脉手阳明也，名曰扶突，三。次脉手太阳也，名曰天窗，四。次脉足少阳也，名曰天容，五。次脉手少阳也，名曰天牖，六。次脉足太阳也，名

---

① 少阴:《内经》原文为“太阴”。

② 卅：音sà，三十。

曰天柱，七。次脉项中央之脉，督脉也，名曰风府。腋内动脉，手太阴也，名曰天府。腋下三寸，手心主也，名曰天池。

注：胃大肠小肠胆三焦膀胱督，颈脉次也。

足阳明（胃，人迎）挟喉之动脉也，其俞在膺中。手阳明（大肠，扶突）次在其俞外，不至曲颊二寸[①]。手太阳（小肠，天窗），当曲颊。足少阳（胆，天容），在耳下曲颊之后。手少阳（三焦，天牖），出耳后，上加完骨之上。足太阳（膀胱，天柱），挟项大筋陷中发际。

肺合大肠，大肠者传导之腑；心合小肠，小肠者受盛之腑；肝合胆，胆者中精之腑；脾合胃，胃者水谷之腑；肾合膀胱，膀胱者津液[②]之腑也。

少阳属肾，肾上连肺，故将两脏，三焦者中渎之腑也，水道出焉，属膀胱，是孤之腑也。

春取络脉，诸荥大筋分肉之间，甚者深取之，间者浅取之。夏取诸俞，孙络肌肉皮肤之上。秋取诸合，余如春法。冬取诸井，诸俞之分，欲深而留之。此四时之序，气之所处，病之所舍，脏腑之所宜。转筋者立而取之，可使立已。痿厥者，张而刺之，可使立快也。

帝问，阴阳荣卫病形，刺之有方？[③]少师答曰，内有阴阳，外亦有阴阳。在内者，五脏为阴，六腑为阳；在外者，筋骨为阴，皮肤为阳。故曰，病在阴之阴者（内之五脏病），刺阴之荥俞；病在阳之阳者（外之皮肤病），刺阳之合；病在阳之阴者（外筋骨病），刺阴之经；病在阴之阳者（内之六腑病），刺络脉。故曰，病在阳者名曰风，病在阴者名曰痹，阴阳俱病名曰风痹。病有形而不痛者，阳之类也；无形而痛者，阴之类也。无形而痛者，其阳完而阴伤之也，急治其阴，无攻其阳；有形而不痛者，其阴完而阳伤之也，急治其阳，无攻其阴。阴阳俱动，乍有形，乍无形，加以烦心，此谓不表不里，

---

① 二寸:《内经》原文为“一寸”。

② 津液：原文为“精液”，据《内经》与医理改。

③ 此句始至下一段均出自《灵枢·寿夭刚柔第六》，据查原文为“黄帝问于少师曰：余闻人之生也，有刚有柔，有弱有强，有短有长，有阴有阳，愿闻其方。少师答曰：阴中有阴，阳中有阳，审知阴阳，刺之有方，得病所始，刺之有理，谨度病端，与时相应，内合于五脏六腑，外合于筋骨皮肤。是故内有阴阳，外亦有阴阳……”。

其形不久。

营之生病也，寒热少气，血上下行；卫之生病也，气痛时来时去，怫然贲响，风寒客于肠胃之中。寒痹之为病也，留而不去，时痛而不仁。刺布衣以火灸之，刺大人以药熨之也。椒、干姜、桂心浸酒。

本 神①

帝问，刺必先本于神，血、脉、营、气、精、神，此五脏之所藏也，至于淫泆②离脏则精失，魂魄飞扬，志意恍乱，智虑去身者，何因而然乎？何谓德、气、生、精、神、魂、魄、心、意、志、思、智、虑？请问其故。岐伯曰，天之生我者德也，地之生我者气也，德流气薄而生者也。故生之来谓之精，两精相搏谓之神，随神往来谓之魂，并精而出入者谓之魄。所以任物者谓之心，心有所忆谓之意，意之所存谓之志，因志而存变谓之思，因思而远慕谓之虑，因虑而处物谓之智。故智者之养生也，必顺四时而适寒暑，和喜怒而安居处，节阴阳而调刚柔，如是则邪僻不至，长生久视。

是故怵惕思虑则伤神，神伤则恐惧流淫而不止。

因悲哀动中者，竭绝而失生；喜乐者，神荡散而不藏；愁忧者，气闭塞而不行；盛怒者，迷惑而不治；恐惧者，神荡惮而不收。

心怵惕思虑则伤神，神伤则恐惧自失，破䐃脱肉，毛悴色夭，死于冬。

脾忧愁而不解则伤意，意伤则悗乱，四肢不举，毛悴色夭，死于春。

肝悲哀动中则伤魂，魂伤则狂妄不精，不精则不正当人，阴缩而挛筋，两胁骨不举，毛悴色夭，死于秋。

肺喜乐无极则伤魄，魄伤则狂，狂者意不存人，皮革焦，毛悴色夭，死于夏。

肾盛怒而不止则伤志，志伤则喜忘③其前言，腰脊不可以俯仰屈伸，毛悴

---

① 原文无标题，据文意添加。

② 淫泆：原文空，据《灵枢·本神第八》填补。

③ 忘：原作“志伤则喜志其前言”，据《灵枢·本神第八》径改。

色夭，死于季夏。

恐惧而不解则伤精，精伤则骨酸痿厥，精时自下。

是故五脏主藏精者也，不可伤，伤则[①]失守而阴虚，阴虚则无气，无气则死矣。

是故用针者，观察病人之态，以知精神魂魄之存亡得失之意。五者已伤，针不可以治之也。

肝藏血，血舍魂，肝虚[②]则恐，实则怒。

脾藏荣，荣舍意，脾气虚则四肢不用，五脏不安，实则腹胀，经溲不利。

心藏脉，脉舍神，心气虚则悲[③]，实则笑不休。

肺藏气，气舍魄，肺气虚则鼻塞不利少气，实则喘喝胸盈仰息。

肾藏精，精舍志，肾气虚则厥，实则胀。

审察病形虚实谨而调之。

根　结[④]

岐伯论三阴三阳之气，主开主枢主阖，乃无形之气出入于内外，而合于有形之经，刺之者当知经脉血气之终始标本也。

太阳根于至阴（足小指外端），结于命门，命门者目也（内眦睛明穴）。

阳明根于厉兑（足大指次指端），结于颡大，颡大者钳耳也（头维也）。

少阳根于窍阴（足小指次指端），结于窗笼，窗笼者耳中也（听宫穴）。太阳为开，阳明为阖，少阳为枢。

故开折则节渎而暴病起矣，故暴病取之太阳，视有余不足。渎者，皮肉宛然而弱也。

阖折则气无所止息，而痿疾起矣。故痿疾者取之阳明，视有余不足。无

---

① 伤则：原文无“伤”字，据《灵枢・本神第八》，当作“伤则”。

② 肝虚:《灵枢・本神第八》为“肝气虚”。

③ 悲：原文作“恐”，据《灵枢・本神第八》改。

④ 原无标题，据《灵枢・根结第五》加。

所止息者，真气稽留，邪气居之也。

枢折则骨繇而不安于地，故骨繇者，取之少阳，视有余不足。骨繇者，节缓而不收也，所谓骨繇者，摇故也，当穷其本也。

太阴根于隐白（足大指端内侧），结于太仓（即中脘）。

少阴根于涌泉（足心陷中动脉），结于廉泉（在舌下结喉中央）。

厥阴根于大敦（足大指端三毛中），结于玉英（即玉堂膻中上一寸六分），络于膻中（两乳中间）。

太阴为开，厥阴为阖，少阴为枢。

故开折则仓廪无所输膈洞（吐泻），膈洞者，取之太阴，视有余不足，故开折者气不足而生病也。

阖折即气绝而善悲，悲者取之厥阴，视有余不足。

枢折则脉有所结而不通，不通者取之少阴，视有余不足，有结者皆取之不足（邪结故正不足）。

足太阳根于至阴（小指外端），溜于京骨（足外侧大骨下），注于昆仑（外踝后根骨上），入于天柱（挟项大筋陷中发际阴）、飞扬也（去踝寸[①]）。足太阳络，别走少阴。

足少阳根于窍阴（足小指次指端），溜于丘墟（外踝前陷中），注于阳辅（外踝上绝骨端），入于天容（耳下曲颊后）、光明也（外踝上五寸）。少阳络，别走厥阴。

足阳明根于厉兑（足大指内次指端），溜于冲阳（跗上五寸动脉），注于下陵（即三里，膝下三寸，胻外），入于人迎（挟喉动脉）、丰隆也（外踝上八寸）。足阳明络，别走太阴。

手太阳根于少泽（手小指外端），溜于阳谷（锐骨下陷中），注于少海（肘内大骨外去端半寸陷中），入于天窗（当曲颊下）、支正也（腕后五寸）。手太阳络，别走少阴。

手少阳根于关冲（手小指次指端），溜于阳池（腕上陷中），注于支沟

① 去踝寸：据“飞扬”穴部位，当作“去踝七寸”。

（上腕三寸两骨间），入于天牖（耳后完骨之上），外关也（腕后二寸两骨间）。手少阳络，别走厥阴。

手阳明根于商阳（大指次指端），溜于合谷（大指次指歧骨间），注于阳溪（腕两筋陷中），入于扶突（曲颊下一寸），偏历也（腕后三寸）。手阳明络，别走太阴。

此十二经者，皆当之。[①]

注：此言手足六阳之经，皆自井而入于络也。足太阳膀胱经根于至阴之井，溜于京骨之原，注于昆仑之经，入于天柱之在头者，络于飞扬之在足者。余仿此。

凡刺之道，毕于终始。明知终始，五脏为纪，阴阳定矣。[②]阴者主脏，阳者主腑。阳受气于四末，阴受气于五脏。故泻者迎之（迎之逆之也），补者随之（随之顺之也），知迎知随，可令气和。持其脉口人迎，以知阴阳有余不足，平与不平，天道毕矣。（是故寸口主中，人迎主外，两者相应，俱往俱来，若引绳大小齐等。春夏人迎微大，秋冬气口微大，如是者名曰平人。）

人迎一盛，病在足少阳，一盛而躁，在手少阳。泻胆补肝，二泻一补，日一取之。胆井窍阴，原丘墟，经阳辅，入天容，络光明。肝井大敦，经中封，结玉堂，络膻中，标肝俞（九椎下旁寸半）。

人迎二盛，病在足太阳，二盛而躁，在手太阳。泻膀胱补肾，二泻一补，二日一取之。膀胱井至阴，原京骨，经昆仑，入天柱，络飞扬。肾井涌泉，经复溜，结廉泉，标肾俞（十四椎下旁一寸半）。

人迎三盛，病在足阳明，三盛而躁，在手阳明。泻胃补脾，二泻一补，日二取之。胃井厉兑，原冲阳，合下陵，入人迎，络丰隆。脾井隐白，经商丘，结中脘，络三阴交，标脾俞（十一椎下旁一寸半）。

故人迎盛则热，宜泻之。虚则为寒，宜补之。紧则为痛痹[③]，宜取之分肉。代则乍甚乍间，可取血络，且饮药。陷下者为血结不行，可灸之。不盛不虚

---

① 《灵枢·根结第五》原为“此所谓十二经者，盛络皆当取之”。

② 从本句起，内容出自《灵枢·终始第九》。

③ 痹：原文为“瘅”，据文意当为“痺”，即“痹”。

者可于本经取之，而不兼取于脏俞也。[1]

脉口一盛，病在足厥阴，一盛而躁，在手心主。泻肝补胆，二补一泻，日一取之。

脉口二盛，病在足少阴，二盛而躁，在手少阴。泻心补肾，二补一泻，二日一取之。

脉口三盛，病在足太阴，三盛而躁，在手太阴。泻脾补胃，二补一泻，日二取之。必切而验之，疏而取之上，气和乃止。上谓手，疏者躁也，躁者当取诸手也。

故气口盛则胀满寒中，食不化，宜泻之。虚则热中，出糜少气，溺色变，当补之。紧则痛痹，先刺而后灸之，代则乍痛乍止，取血络而后调之。陷下则徒灸之，陷下者血结于中，有着血，血寒，故宜灸之，不盛不虚取经。[2]

脉口四盛，且大且数，名曰溢阴，溢阴为内关，内关不通死。

人迎与脉口俱盛三倍以上曰关格，命曰阴阳俱溢。如是者不开不用针，开则血脉闭塞，气脉不行，流深于中，五脏内伤而死矣。[3]

手太阳小肠井少泽，经阳谷，合小海，郄养老（腕后寸半，入天宫支正），标攒竹。

手少阳三焦井关冲，原阳池，经支沟，入天牖，络外关，标丝竹空。

手阳明大肠井商阳，原合谷，经阳溪，入扶突，络偏历，合曲池，标头维。

手少阴心之本在神门，标在背心俞（五椎下旁寸半）。

手太阴肺之本在寸口中太渊，标在腋内动也（天府）。

手厥阴心主，本在掌后两筋之间二寸中内关，标在腋下三寸天池。

凡侯此者，下虚则厥，下盛则热，上虚则眩，上盛则热痛。故实者[4]绝而

---

①② 均出自《灵枢·禁服第四十八》，语序有调整。

③ 此句《灵枢·终始第九》原文为“人迎与太阴脉口俱盛四倍以上，命曰关格，关格者与之短期”“人迎与脉口俱盛三倍以上，命曰阴阳溢，如是者不开，则血脉闭塞，气无所行，流淫于中，五脏内伤。如此者，因而灸之，则变易而为他病矣”。

④ 者：原文为“石者”，与下句“虚”相对应，当作“实”，故改。

止之，虚者引而起之也。

大数曰盛徒泻之，虚徒补之，紧则灸刺饮药，陷下徒灸之，不盛不虚，以经取之。脉急则引道，脉大以弱，安静勿劳，通其荥俞使之和也。[①]

经　脉

帝曰，人始生，先成精，精成而脑髓生；骨为干，脉为营，筋为刚，肉为墙，皮肤坚而毛发长；谷入于胃，脉道以通，血气以行。夫经脉者，所以能决生死，处百病，调虚实，不可不通。

肺，手太阴之脉，起于中焦，下络大肠，还循胃口，上膈属肺，从肺系横出腋下，下循臑内，行少阴心主之前，下肘中，循臂内上骨下廉，入寸口，上鱼，循鱼际，出大指之端。其支者，从腕后直出次指内廉，出其端。是动则病，肺胀满，膨膨而喘咳，缺盆中痛，甚则交两手而瞀，此为臂厥。是主肺所生病者，咳，上气喘渴，烦心，胸满，臑臂内前廉痛[②]厥，掌中热。气盛有余，则肩背痛，风寒，汗出中风，小便数而欠。气虚，则肩臂痛寒，少气不足以息，溺色变。为此诸病，盛者寸口三倍于人迎，虚则寸口小于人迎也。

大肠，手阳明之脉，起于大指次指之端，循指上廉，出合谷两骨之间，循臂上廉，入肘外廉，上臑外前廉，上肩，出髃骨之前廉，上出于柱骨之会上，下入缺盆，络肺，下膈，属大肠。其支者，从缺盆上颈贯颊，入下齿中，还出挟口，交人中，左之右，右之左，上挟鼻孔。是故动则病，齿痛颈肿。是主津液所生病者，目黄口干，鼽衄，喉痹，肩前臑痛，大指次指痛不用。气有余则当脉所过者热肿，人迎大三倍于寸口；虚则寒栗不复，人迎反小于寸口也。

胃，足阳明之脉，起于鼻之交頞中，旁约太阳之脉，下循鼻外，入上齿中，还出挟口环唇，下交承浆，却循颐后下廉，出人迎，循颊车，上耳前，过客主人，循发际，至额颅。其支者，从人迎，循喉咙入缺盆，下膈，属胃

① 出自《灵枢·禁服第四十八》。
② 痛：原文无，据《灵枢·经脉第十》补。

络脾。其直者，从缺盆下乳内廉，下挟脐，入气街中。其支者，起于胃口，下循腹里，下至气街中而合，以下髀关，抵伏兔，下膝中，下循胫外廉，下足跗，入中指内间。其支者，下廉三寸而别，下入中指外间。其支者，别跗上，入大指间，出其端。是动则病，洒洒振寒，善伸数欠，颜黑，病至恶人与火，闻木声则惕然而惊，欲独闭户牖而处，甚则欲登高而歌，弃衣而走，贲响腹胀，是为骭厥。是主血所生病者，狂虐温淫，汗出鼽衄，口喝[①]唇胗，喉痹，大腹水肿，膝膑肿痛，循胸乳气街股伏兔骭外廉皆痛，中指不用。气盛则身以前皆热，胃有余则消谷善饥，溺色变，人迎大三倍于寸口。气不足则身以前皆寒栗，胃中寒则胀满，人迎反小于寸口也。

阳明所谓洒洒振寒者，阳明者午也，五月盛阳之阴也，阳盛而阴气加之，故洒洒振寒也。所谓胫肿而股不收[②]者，是五月盛阳之阴也，阳者衰于五月，而一阴气始与阳争，故胫肿而股不收也。所谓上喘而为水者，阴气下而复上，上则邪客于脏腑，故为水也。所谓胸痛少气者，水气在脏腑也，水者阴气也，阴气在中，故胸痛少气也。所谓甚则厥，恶人与火，闻木声则惕然而惊者，阳气与阴气相薄，水火相恶，故惕然而惊也。所谓欲独闭户牖而处者，阴阳相薄也，阳尽而阴盛，故欲独闭户牖而居。所谓病至则欲登高而歌，弃衣而走者，阴阳复争而外并于阳，故使之弃衣而走也。所谓客孙脉则头痛鼻鼽腹肿者，阳明并于上，上者则其孙络太阴也，故头痛鼻鼽腹肿也。[③]

脾，足太阴之脉，起于大指之端，循指内侧白肉际，过核骨后，上内踝前廉，上腨后，循胫骨后，交出厥阴之前，上膝股内前廉，入腹属脾络胃，上膈，挟咽，连舌本，散舌下。其支者，复从胃，别上膈，注心中。是动则病，舌本强，食则呕，胃脘痛，腹胀善噫，得后与气则快然如衰，身体皆重。是主脾所生病者，舌本痛，体不能动摇，食不下，烦心，心下急痛，寒疟溏泻，泄水黄疸，不能卧，强立股膝内肿厥，大指不用。盛者寸口大三倍于人

① 口喝：据《灵枢·经脉第十》，当为“口㖞”。
② 收：原文无，据下文有“股不收”，此处疑为“股不收”，故补。
③ 出自《素问·脉解第四十九》。

迎，虚则寸口小三倍于人迎。

太阴所谓病胀者，太阴者，子也，十一月，万物气皆藏于中，故曰病胀。所谓上走心为噫者，阴盛而走于阳明，阳明络属心，故曰上走心为噫也。所谓食则呕者，物盛满而上溢，故呕也。所谓得后与气则快然如衰者，十二月阴气下，而阳气且出，故曰得后与气则快然如衰也。①

心，手少阴之脉，起于心中，出属心系，下膈络小肠。其支者，从心系上挟咽，系目系。其直者，复从心系却上肺，下出腋下，循臑内后廉，行手太阴心主之后，下肘内，循臂内后廉，抵掌后锐骨之端，入掌后内廉，循小指之内出其端。是动则病，咽干心痛，渴而欲饮，是为臂厥。是主心所生病者，目黄胁痛，臑臂内后廉痛厥，掌中热痛。盛者寸口大再倍于人迎，虚者寸口小再倍于人迎也。

小肠，手太阳之脉，起于小指之端，循手外侧上腕，出踝中，直上循臂骨下廉，出肘内侧两筋之间，上循臑外后廉，出肩解，绕肩胛，交肩上，入缺盆，络心，循咽下膈，抵胃，属小肠。其支者，从缺盆，循颈上颊，至目锐眦，却入耳中。其支者，别颊上䪼，抵鼻，至目内眦，斜络于颧。是动则病，嗌痛颔肿，不可以顾，肩似拔，臑似折。是主液所生病者，耳聋目黄颊肿，颈颔肩臑肘臂外后廉痛。小肠连睾系，属于脊，贯肝肺，络心系，气盛则厥逆，上冲肠胃，熏肝，散于肓，结于脐。②盛者人迎大再倍于寸口，虚者人迎反小于寸口也。

膀胱，足太阳之脉，起于目内眦，上额交巅。其支者，从巅至耳上角。其直者，从巅直络脑，还出别下项，循肩髆内，挟脊抵腰中，入循膂，络肾，属膀胱。其支者，从腰中，下挟脊，贯臀，入腘中。其支者，从髆内左右别下贯胛，挟脊内，过髀枢，循髀外从后廉下合腘中，以下贯腨内，出外踝之后，循京骨至小指外侧。是动则病，冲头痛，目似脱，项如拔，脊痛，腰似折，髀不可以曲，腘如结，腨如裂，是为踝厥。是主筋所生病者，痔疟疮狂

① 出自《素问·脉解第四十九》。

② 本段出自《灵枢·四时气第十九》，原文为“小腹控睾，引腰脊，上冲心，邪在小肠者，连睾系……”

痫[①]疾，头腮[②]项痛，目黄泪出鼽衄，项背腰尻腘踹脚皆痛，小指不用。盛者人迎大再倍于寸口，虚者人迎反小于寸口也。

太[③]阳所谓肿腰脽痛者，正月太阳寅，寅之太阳也。正月阳气出在上，而阴气盛，阳未得自次也，故肿腰脽痛也。病偏虚者为跛者，正月而阳气解地气而出也，所谓偏虚者，冬寒颇有不足者，故偏虚为跛也。所谓强上引背者，阳气大上而争，故强上也。所谓耳鸣者，阳气万物盛上而跃，故耳鸣也。所谓盛则狂癫疾者，阳尽在上而阴气从下，下虚上实，故狂癫疾也。所谓浮而聋者，皆在气也。所谓入中为瘖者，阳盛已衰，故为瘖也。内夺而厥，则为风痱，此肾虚也。少阴不致者，厥也。

肾，足少阴之脉，起于小指之下，邪趋足心，出于然谷之下，循内踝之后，别入跟中，以上腨内，出腘内廉，上股内后廉，贯脊属肾络膀胱。其直者，从肾上贯肝膈，入肺中，循喉咙，挟舌本。其支者，从膈出络心，注胸中。[④]是动则病，饥不欲食，面似漆柴，咳唾则有血，喝喝而喘，坐而欲起，目䀮䀮如无所见，心如悬若饥状，气不足则善恐，心惕惕如人将捕之，是为骨厥。是主肾所生病者，口热舌干，咽肿，上气，嗌干及痛，烦心，心痛，黄疸，肠澼，脊股内后廉痛，痿厥，嗜卧，足下热而痛，为此诸病。盛者寸口大再倍于人迎，虚者寸口反小于人迎也。

少阴所谓腰痛者，少阴者肾也，十月万物阳气皆伤，故腰痛也。所谓呕咳，上气喘者，阴气在下，阳气在上，诸阳气浮，无所依从，故呕咳上气喘也，所谓色色不能久立，久坐起则目䀮䀮无所见者，万物阴阳不定，未有主也。秋气始至，微霜始下而方杀，万物阴阳内争，故目䀮䀮无所见也。所谓少气善恐者，阳气不治，阳气不治则阳气不得出，肝气当治而未得，故善恐者，名曰煎厥。所谓恐如人将捕之者，秋气万物未有毕去，阴气少，阳气入，

---

① 痫：据《灵枢·经脉第十》，当作“癫”。

② 腮：据《灵枢·经脉第十》，当作“囟”。

③ 原著中从该段起至篇末，独立为“脉解篇”，为保持内容的连贯性，删去原标题，与上文合为一篇。

④ 本段出自《灵枢·经脉第十》。

阴阳相薄，故恐也。所谓恶闻食臭者，胃无气，故恶闻食臭也。所谓面黑如地色者，秋气内夺，故变于色[1]也。所谓咳则有血者，阳脉伤也，阳气未盛于上而脉满，满则咳，故血见于鼻也。

心主，手厥阴心包络之脉，起于胸中，出属心包络，下膈，历络三焦。其支者，循胸中出胁，下腋三寸，上抵腋下。循臑内，循太阴少阴之间，入肘中，下臂，行两筋之间，入掌中，循小指次指，出其端。是动则病，手心中热，臂肘挛急，腋肿，甚则胸胁支满，心中憺憺大动，面赤目黄，喜笑不休。是主脉所生病者，烦心心痛，掌中热，为此诸病。盛者寸口大三倍[2]于人迎，虚者寸口反小于人迎也。

三焦，手少阳之脉，起于小指次指之端，上出两指之间，循手表腕，出臂外两骨之间，上贯肘，循臑外上肩，而交出足少阳之后，入缺盆，布膻中，散络心包，下膈属三焦。其支者，从膻中，上出缺盆，上项，系耳后，直上出耳上角，以屈下颊至䪼。其支者，从耳后入耳中，出走耳前，交颊，至目锐眦。是动则病，耳聋浑浑焞焞，嗌肿喉痹。是主气所生病者，汗出，目锐眦痛，颊肿，耳前肩臑肘臂外皆痛，小指次指不用。盛者人迎大一倍于寸口，虚者人迎反小于寸口也。

胆，足少阳之脉，起于目锐眦，上抵头角，下耳后，循颈，行手少阳之前，至肩上，却交出手少阳之后，入缺盆。其支者，从耳后入耳中，出走耳前，至目锐眦后。其支者，别锐眦，下大迎，合手少阳，抵于䪼，下加颊车，下颈，合缺盆，以下胸中，贯膈络肝属胆，循胁里，出气街，绕毛际，横入髀厌中。其直者，从缺盆下腋，循胸过季胁，下合髀厌中，以下循髀阳，出膝外廉，下外辅骨之前，直下抵绝骨之端，下出外踝之前，循足跗上小指次指之间。其支者，别跗上，入大指之间，循大指歧骨内，出其端，还贯爪甲，出三毛。是动则病，口苦，善太息，心胁痛，不能转侧，甚则面微有尘，体无膏泽，足外反热，是为阳厥。是主骨所生病者，头痛颔痛，目内锐眦痛，缺盆中肿痛，胁下痛，马刀挟瘿，汗出振寒，疟，胸胁肋髀膝外至胫绝骨外

---

① 色：原文作“血”，据《内经》及文意改。
② 《灵枢·经脉第十》原文为“大一倍于人迎”。

踝前及诸节皆痛，小指次指不用，为此诸疾。盛者人迎大三倍[①]于寸口，虚者人迎反小于寸口也。

少阳所谓心胁痛者，言少阳盛也，盛者心之所表也，九月阳气尽而阴气盛，故心胁痛也。所谓不可反侧者，阴气藏物也，物藏则不动，故不可反侧也。所谓甚则跃者，九月万物尽虚，草木毕落而堕，则气去阳而之阴，气盛而阳之下长，故谓跃。

肝，足厥阴之脉，起于大指丛毛之际，上循足跗上廉，去内踝一寸，上踝八寸，交出太阴之后，上腘内廉，循阴股，入毛中，过阴器，抵小腹，挟胃属肝络胆，上贯膈，布胁肋，循喉咙之后，上入颃颡，连目系，上出额，与督脉会于巅。其支者，从目系，下颊里，环唇内。其支者，复从肝别，贯膈，上注肺。是动则病，腰痛不可以俯仰，丈夫癀[②]疝，妇人少腹肿，甚则嗌干，面尘脱色。是主肝所生病者，胸满呃逆，狐疝遗溺癃闭。盛者寸口大一倍于人迎，虚者寸口反小于人迎也。

厥阴所谓癞疝，妇人少腹肿者，厥阴者辰也，三月阳中之阴，邪在中，故为癞疝少腹肿也。所谓腰脊痛不可俯[③]仰者，三月一振荣华，万物一俯而不可仰也。所谓癞癃疝肤胀者，曰阴亦盛，而脉不通，故曰癞癃疝也。所谓甚则嗌干热中者，阴阳相薄而热，故嗌干也。

经脉十二者，伏行分肉之间，伏而不见，其常见者，皆络脉也。凡诊络脉，色青则寒且痛，赤则有热。胃中寒，手鱼络多青矣。胃中有热，鱼际络赤，其暴黑者，久留瘴[④]也。其有黑有赤有青者，寒热气也。其青短者，少气也。凡刺寒热者，皆多血络，必间日而一取之，血尽乃止，乃调其虚实。

---

① 三倍:《灵枢·经脉第十》为“一倍”。
② 癀：据下文及《灵枢·经脉第十》，当作“癞”。
③ 俯：原文“俛”，音fǔ，“俯”的异体字。
④ 瘴:《灵枢·经脉第十》为“痹”。

十五络脉[①]

手太阴之别，名曰列缺，起于腕上分间，并太阴之经，直入掌中，散入鱼际。其病，实则手锐掌热，虚则欠故[②]，小便遗数。取之去腕半寸，别走阳明。

手少阴之别，名曰通里，去腕一寸半，别而上行，循经入于心中，系舌本也，属目系。其实则支膈，虚则不能言。取之掌后一寸，别走太阳也。

手心主之别，名曰内关，去腕二寸，出于两筋之间，循经以上系于心包，络心系。实则心痛，虚则为头强，取之两筋间也。

手太阳之别，名曰支正，上腕五寸，内注少阴。其别者，上走肘，络肩髃。实则节驰肘废，虚者生腕疣，小者如指痂疥，取之所别也。

手阳明之别，名曰偏历，去腕三寸，别入太阴。其别者，上循臂，乘肩髃，上曲颊、偏历。其别者，入耳合于宗脉。实则龋聋，虚则齿寒痹隔，取之所别也。

手少阳之别，名曰外关，去腕二寸，外绕臂，注胸中，合心主。病实则肘挛，虚则不收，取之所别也。

足太阳之别，名曰飞扬，去踝七寸，别走少阴。实则鼽窒头背痛，虚则鼽衄，取之所别也。

足少阳之别，名曰光明，去踝五寸，别走厥阴，下络足跗。实则厥，虚则痿躄，坐不能起，取之所别也。

足阳明之别，名曰丰隆，去踝八寸，别走太阴。其别者，循胫骨外廉，上络头项，合诸经之气，下络喉嗌。其病气逆则喉痹[③]卒瘖，实则癫狂，虚则足不收，取之所别也。

---

① 原无标题，此部分为经别之内容。据《灵枢·经脉第十》："凡此十五络者，实则必见，虚则必下"加标题。

② 欠故：音qù，张口也。据《康熙字典》或为喷嚏之意。

③ 痹：原文为"瘅"，形近致误，据文意径改。

足太阴之别，名曰公孙，去本节之后一寸，别走阳明。其别者，入络肠胃。厥气上逆则霍乱。实则肠中切痛，虚则鼓胀，取之所别也。

足少阴之别，名曰大钟，当踝后远跟[①]，别走太阳。其别者，并经上走于心包，下外贯腰脊。其病气逆则烦闷，实则癃闭，虚则腰痛，取之所别也。

足厥阴之别，名曰蠡沟，去内踝五寸，别走少阳，经胫[②]，上睾结于茎。其病气逆则睾肿卒疝，实则挺长，虚则暴痒，取之所别也。

任脉之别，名曰尾翳，下鸠尾，散于腹。实则腹皮痛，虚则痒搔，取之所别也。

督脉之别，名曰长强，挟膂上项，散头上，下当肩胛左右，别走太阳，入贯膂。实则脊强，虚则头重。高摇之，挟脊之有过者。取之所别也。

脾之大络，名曰大包，出渊腋下三寸，布胸胁。实则身尽痛，虚则百节皆纵。此脉若罗络之血者，皆取之脾之大络脉也。

① 远跟:《灵枢・经脉第十》为“绕跟”。
② “别走少阳，经胫”,《灵枢・经脉第十》作“别走少阳；其别者，循胫”。

岐黄续编　卷三

头痛症治

按：人身髓液皆上聚于脑，五脏六腑之精气皆上注于头。故经云：头为精明之府，头倾视深，府将坏矣。[①]又云：胃脉病成而变厥，成为癫病。[②]又云：春，肝气太过则令人善忘，忽忽眩冒而癫疾。[③]又云：头痛耳鸣，九窍不利，肠胃之所生也。[④]又云：搏阳则为癫疾。[⑤]又云：上实下虚，头痛癫疾。[⑥]又云：阳气厥逆于上则头痛，阴气厥逆于下则足寒。[⑦]

又按：三阳经脉皆络于头，经气逆则痛，故头痛多属病在三阳，惟厥阴肝经之脉与督脉上会于巅，亦能头痛。太阴脾经络胃，二脉起于鼻頞，上额颅。脾经湿热内甚，或痰饮积滞，或饮食停留，积久化热，蒸蒸上腾致头目眩晕，昏昏重痛。少阴肾经之脉虽不上头，但少阴肾与太阳膀胱相为表里，而肾主骨髓，肾气虚亦能头痛，但由后脑酸痛连脊髓，非同三阳头痛痛在经络也。至若阴虚火旺，亦上冲头作痛，但脑内晕痛而已。又有风气循风府而上则为脑风头痛，风入系头则为目风眼寒。又有首风之病，头面多汗、恶风，当先风一日则病甚，头痛不可以出内，至其风日则病少愈。又有寒气客于脑髓，遇寒便发之头痛。又有感受时行温热，致三阳经气厥逆于头面而为大头肿痛。故病源不同而治法亦异也。

---

① 出自《素问·脉要精微论第十七》，原文为“头者精明之府，头倾视深，精神将夺矣”。

② 《素问·脉要精微论第十七》：“帝曰：诊得胃脉，病形何如？岐伯曰：胃脉实则胀，虚则泄。帝曰：病成而变何谓？岐伯曰：风成为寒热，瘅成为消中，厥成为癫疾，久风为飧泄，脉风成为疠，病之变化，不可胜数。”

③ 出自《素问·玉机真脏论第十九》。

④ 出自《素问·通评虚实论第二十八》。

⑤ 《素问·宣明五气第二十三》：“五邪所乱，邪入于阳则狂，邪入于阴则痹，搏阳则为癫疾，搏阴则为瘖……”

⑥ 《素问·五脏生成第十》：“是以头痛癫疾，下虚上实，过在足少阴、巨阳，甚则入肾。”

⑦ 《解精微论第八十一》：“夫人厥则阳气并于上，阴气并于下，阳并于上，则火独光也；阴并于下，则足寒，足寒则胀也。”

太阳经脉[①]

《内经》：太阳之至也，大而浮。又云：象三阳而浮也。[②] 又云：洪大以长。[③] 又云：人迎二盛，病在足太阳，二盛而燥在手太阳。[④]

按：人迎本挟喉动脉，王叔和以左手寸口为人迎，非。

《金匮》：尺寸俱浮紧，无汗，为太阳伤寒；浮缓，有汗，为太阳伤风。

按：寒为阴邪，能伤人之阴血，而脉者，血之府也，寒则血泣而不行，故其脉盛大紧急。汗者，血液也，血泣不充于肌腠矣，故无汗。风为阳邪，能伤人之阳气，脉阴阳俱盛而和利曰缓，风性和缓，故脉缓者为风。风之中人也，上先受之，上受之则卫外之阳气虚，故汗自出。五脏六腑之俞穴，皆在于足太阳经，而太阳主开与表，其脉象三阳而浮，故浮紧为足太阳伤寒，浮缓为伤风也。

太阳经病[⑤]

太阳病证，头痛，恶寒发热，项背痛，脊强，腰尻腘腨脚皆痛。

按：膀胱足太阳经起于目内眦睛明穴，上额交巅，行人身之后，挟脊，去脊一寸半，下抵腰中，入循膂，络肾属膀胱。其外者，从腰，下挟脊，贯臀腘中。其支者，从肩髆左右别下贯胛，挟脊，去脊三寸，过髀枢，从身后下行至足小指外侧至阴穴而终。太阳主表，故痛在皮毛，是主筋所生病，故筋痛。其脉由目上巅，行身后下至足，故所过皆痛。

头痛连额，刺上星（直鼻上入发一寸骨空），用锋针，下同。

头痛连眉，刺攒竹（两眉头），刺眉心中央。

---

①⑤ 原文无标题，据文意补。
② 出自《素问·经脉别论第二十一》。
③ 出自《素问·平人气象论第十八》。
④ 出自《灵枢·终始第九》。

头顶痛连项背，刺风府（后脑下，项陷中央）、风池（风府旁大筋外陷中）、天柱（风池下挟项陷中发际阴）、玉枕（脑户旁风池上二寸陷中）、百会（顶中央）。

头痛连腿，刺委中（膝后腘中央）、至阴（足小指外侧甲角）。

风湿外入，令人振寒，身重，汗出，头痛，治在风府。有余则泻，不足则补。大风头项痛，刺风府；大风汗出，灸譩譆（在背六椎下旁三寸所）；从风憎风，刺眉头、攒竹穴。

头痛甚者，泻头上五行，行五，用镵针，穴详后。

太阳经病头痛，刺至阴、束骨（足小指本节后）、京骨（足外侧大骨下）。

太阳伤寒，《金匮》用麻黄汤，伤风用桂枝汤。凡服麻黄汤，一服得微汗，即停后服，不可如水淋，痛反加重。

太阳经感风寒，头痛轻微者，可酌用薄荷之辛凉以散风寒郁热，苏叶之辛温以散寒邪，炙甘草以益中气而御邪，姜、枣之辛甘以散风寒而和营卫，俾风寒解、郁热散、中气益、营卫和而痛自已。方用：薄荷、苏叶各三钱，炙甘草二钱，生姜二钱，大枣四枚。

太阳伤寒，头痛，恶寒发热，喘咳，无汗，酌用麻黄之清阳以散风寒而宣通血脉、调和荣卫，桂枝之辛甘而宣通血脉、调和荣卫，杏仁之苦以降逆气，桔梗之辛苦以散风寒郁热而开提肺气，牛蒡子之辛苦以散肺经风寒郁热，炙甘草以益中气，俾风寒解、郁热散、肺气清、荣卫之行复其常度而诸病自已。方用：麻黄、桂枝各三钱，杏仁、牛蒡子各二钱，桔梗三钱，炙甘草二钱。温卧，取微汗愈。

凡挟食饮感风寒而头痛喘咳者，可先煎甜酒药化服万应丸数分，随服前方，再加参、术（二钱）以温补脾胃而升清阳，茯苓（二钱）以益肺胃而渗水饮，半夏（二钱）以荡涤痰饮之厥逆，细辛（一钱）以散沉寒流饮。有汗，减麻黄，加芍药以敛津液之外泄。

太阳腑膀胱病，头痛，发热，口渴，小便不利，酌用桂枝以散风寒、蒸动水精使之上升，猪苓之轻淡以渗上焦湿热下输膀胱，茯苓之甘淡以益肺胃而使水四布，滑石之淡寒以泻六腑之湿热，泽泻之淡咸以泻膀胱之湿热，俾肌表之郁热散，内腑之湿热除，荣卫调和，水精四布，而诸病自已。方用：桂枝三钱，茯苓、猪苓各四钱，滑石八钱，泽泻五钱。

太阳少阴伤风寒，头痛无汗。经云：太阳之至也，其脉浮；少阴之至也，其脉沉而细。酌用麻黄以解肌表风寒郁热，细辛以温少阴之经而散沉寒，盐附以温肾脏而散风寒，俾外感之风寒解，内逆之阴邪降，庶乎真阳来复而头痛自已。方用：麻黄、熟附子（炮，洗去盐）各三钱，细辛一钱。一服得汗，勿再服。

肾气虚而头痛，酌用熟附子（五钱）以补肾脏精气，炙草（三钱）以益中气，当归（五钱）之辛以润肾燥而宣通气血，川芎（三钱）之辛以散厥气之上逆。

虚火冲头而晕痛，酌用熟地（五钱）以补阴精而平虚火，枣皮（三钱）以固精气而补虚损，茯苓（三钱）以益肺胃而宁心渗水，丹皮（一钱）以降虚火，玄参（三钱）以壮水而制火，麦冬（三钱）以益肺胃而滋水源，泽泻（三钱）以渗湿热，煅铁淬[①]水煎药。

少阳经脉

《内经》：柔和微弦。又曰，象一阳也。[②]

按：一阳初生，其气清虚微弦，端直以长，有阴复有阳也。

又曰，乍疏乍数，乍短乍长。[③]

按：数长为阳，疏短为阴，少阳主一阳之气，故有阴有阳。

又曰，少阳之至也，大而弦。[④] **又曰，人迎一盛，病在足少阳，一盛而躁**[⑤]**，病在手少阳。**[⑥]

---

① 淬：原作“碎”，据意径改。下同。
② 出自《素问·经脉别论第二十一》。
③ 出自《素问·平人气象论第十八》。
④ 查《内经》无此句。
⑤ 躁：原作“燥”，据脉理，当为“躁”，径改。
⑥ 出自《灵枢·终始第九》。

《金匮》：尺寸俱弦。

少阳经病[1]

少阳经病，头偏痛，呕，聋，胁痛，口苦，寒热往来。

按：胆，足少阳经脉，起于目内眦，下耳后，入耳中，抵颇，入颊车，下颈，合缺盆，以下胸中，贯膈，络肝，属胆，循胁里，出气街，绕毛际，横髀厌中。其外者，从缺盆下腋，循人身之侧，下髀厌，出膝外廉，行外踝之前，循足跗，络于小指次指之端。故病则其经脉所过之耳为之聋，胁为之痛，胆汁循经上溢，故口为之苦。少阳主枢输阴阳表里之气，病则枢输失常，阴阳不和，故寒热往来也。

少阳行人身之侧，故头痛在耳前后上下及目外。

耳上痛，前连阳明，刺头维（耳前上发际，动脉）、和髎（耳前锐发横脉）。

耳前痛，刺上关（耳门前动脉，开口有空）、下关（耳门前下，闭口有空）。

耳上痛，刺曲鬓（耳尖上五分骨空）。

耳后痛，刺完骨（耳后骨上五分骨空）、翳风（完骨下，近发，按穴耳鸣）。

头偏疼连耳，或耳鸣痛，可刺上关、下关、翳风。

头[2]偏痛连目或目外眦痛，刺丝竹空（眉尾骨空）、瞳子髎（目外五分）。

头偏痛，刺临泣（直目上入发，寸自陷中）、目窗（临泣上寸得陷中）、正营（目窗上百会旁二寸得陷中）、承灵（正营后寸得陷中）、脑空（承灵后、玉枕旁陷中）、天牖（完骨上骨空）。

少阳经病，头偏痛连耳目，刺胆俞临泣（足小指次指间，上行半寸陷中）、胆荥[3]内庭（足次指外间）、三焦荥液门（手小指次指分间，握拳取之）。

---

① 原文无标题，据文意补。

② 头：原文无该字，据文意补。

③ 荥：原作“荣”，据五腧穴理论，当作“荥”，径改。下同。

呕苦，邪在胆，逆在胃，取三里以下胃逆，刺少阳血络以去胆邪，三里（膝下三寸，胻外廉），胆络光明（外踝上五寸），刺其络之血而结者。呕苦长太息，心中憺憺恐者，点刺如上法。口苦，取胆合阳陵泉（膝外陷中）、胆募日月[①]（乳旁寸半，直下二寸[②]）。

少阳经感风寒而头痛，酌用柴胡（三钱）以升散少阳经气之厥逆，薄荷（三钱）以散风寒郁热，半夏（三钱）以涤痰饮之厥逆，参、草（各三钱）以和中益气，姜（五钱），枣（四枚）以调和荣卫阴阳。夹热者，加栀子（三钱）以清少阳腑热，丹皮（二钱）以清厥阴虚火。不呕而渴，去半夏，加花粉以荡热生津。

少阳经气厥而头痛，酌用薄荷（三钱）散郁热，栀子（三钱）清火邪，青皮（三钱）平木火而降逆气，芍药（三钱）敛阴而泻木火，丹皮（二钱）降厥阴虚火，石膏（六两）降火气之上逆，生草（二钱）和中而缓火性，加姜（五钱）、枣（二枚）煎。热甚连腑，便闭者，可用柴胡（三钱）以升散郁热，栀子（三钱）以泻火邪，大黄（五钱）酒浸以荡涤脏腑之积热，生草（二钱）以和中而缓火性也。

厥阴肝脉

《内经》：软弱微弦。又曰，厥阴之至也，其脉弦。[③]又曰，其气来清虚以滑，端以长，故曰弦。[④]又曰，平肝脉来，软弱招招，如揭长竿末梢，曰肝

---

① 日月：原作“筋辄”，当是指足少阳胆经的辄筋穴，据该穴为胆之募穴判断，当作“日月”，据后文的取穴方法，也不是辄筋穴所在位置。径改。

② 乳旁寸半，直下二寸：此处并非日月穴所在部位，按现在通用取穴法，此处并无穴位，据此处较近的穴位是足太阴脾经的食窦穴，位于人体的胸外侧部，当第5肋间隙，距前正中线6寸处。胆经的辄筋穴在胸外侧区，第4肋间隙，腋中线前1寸，也不是这个位置。日月穴在乳头直下，第七肋间。

③ 出自《素问·至真要大论第七十四》。

④ 《素问·玉机真脏论第十九》：“黄帝问曰：春脉如弦，何如而弦？岐伯对曰：春脉春肺也，东方木也，万物之所以始终也，药其气来，软弱轻虚而滑，端直以长，故曰弦，反此者病。”

平。[①]

《金匮》：沉而弱。又曰，微缓。

厥阴经病[②]

厥阴经病，胸满，呕逆，四肢厥逆。

按：肝，足厥阴经脉，上行喉咙之后，过颃颡，连目系，上额至巅，故厥阴亦能头痛。但其痛也，系厥气由下而上逆，浑浑冲天顶，与三阳头痛在经络者不同。可用川芎（三钱）以散肝气之厥逆，秦归（五钱）以宣通气血而止痛，青皮（三钱）以升降肝气之厥逆，薄荷（二钱）以散肝经之风寒郁热，炒茶叶以清木火，炙甘草（二钱）以和中。热厥，加栀子（三钱）以清三焦腑热。痰厥，加半夏（三钱）以涤痰饮之厥逆，桂枝（一钱）以平肝气之厥逆而和营卫，俾阴邪下降不至上干清阳，而痛自已。

寒厥头痛，灸上星（直鼻上，入发五分）、百会（项中央）、风府（脑下项中央）。

四肢厥，灸足大指三毛间大墩。不已，灸十指井（指甲端）。

热厥头痛，针刺立效，寒厥头痛，灸之最宜。惧灸，可用芥子末、辣椒末、胡椒末，多加红糖，用酒调匀，微火烘热，敷之立效。无论何处疼痛，久年不愈，遇寒便发者皆能治之，敷寒痞冷骨风更效。

阳明经脉

《内经》：阳明之至也，大而长。又曰，象大浮也。[③]又曰，短涩而散。[④]

---

① 出自《素问·平人气象论第十八》。

② 原文无标题，据文意补。

③ 出自《素问·经脉别论第二十一》。

④《内经》原文并无此句。

又曰，浮大而短。[①]

按：阳明燥金主秋，秋时阳盛大而衰阴渐用，故其脉浮大而短，短涩而散也。又曰，人迎三盛，病在足阳明，三盛而躁，在手阳明。[②]

《金匮》：洪大而长。

阳明经病

阳明经病，头痛，身热痛，目痛，鼻干，不眠，但恶热不恶寒，汗自出。

阳明腑病

阳明腑病，口渴，舌燥而黄，手足心濈然汗出，便闭。舌燥白为病在经，燥黄为在腑。腑者，胃与大肠也。

按：胃，足阳明经脉，起于鼻頞中，循面入上齿，挟口环唇，循颊车上至额颅，循喉咙入缺盆，下膈，属胃络脾。其外者，从缺盆下乳内廉，行人身之前，循胸，去中四寸，下膈，去中三寸，挟脐，去中二寸，入气街，下膝循胻前至足跗上，终于足大指次指爪甲端。阳明胃主肌肉，故身热痛。阳明主津液，病则津液耗，故口渴。阳明为目下纲，故病目痛。阳明脉起于鼻頞，故鼻痛也。

阳明头痛，痛在额颅，刺头维（耳前上发际动脉）、颅息（额颅发角动脉）。痛连目，刺临泣（耳目上入发陷中）、四白（目下七分陷中），目痛亦刺。痛连面鼻，刺迎香（鼻孔旁五分）。连上齿，刺颧髎（颧骨下）、悬厘（颧骨外，屈骨下）、内庭（足次指外间）。连下齿，刺大迎（颊骨上动脉）、颊车（大迎上角□有孔）、合谷[③]（手大指、次指歧骨间）。

阳明经感风寒而头痛，肌肉痛，齿痛，无汗，酌用白芷、防风（各二钱）

---

① 出自《素问·平人气象论第十八》，原“阳明脉金，浮大而短”。

② 出自《灵枢·终始第九》。

③ 合谷：原作“合骨”，据现用穴位名次。

以散头面风寒郁热，葛根（五钱）以升发阳明清气、止口渴而解肌热，石膏（六钱）之甘寒重坠，以降上逆之阳邪，解表里郁热而止头痛，炙草（二钱）以和中，姜（五钱）枣（二个）以调和营卫，俾诸症一息而诸症自已。

阳明经气逆而头痛身热，口渴，自汗，酌用石膏（八钱）以解表里郁热，知母（五钱）以清胃热而益阴生津，炙草（二钱）以和中，米（半碗）以益胃，竹叶（数片）以清火。虚加沙参（五钱）以益肺，麦冬（三钱）以益肺生津。

阳明腑气逆而头痛身热，口渴，汗自出，谵语，腑热便闭者，酌用秦艽（五钱）之苦润以去肠胃之热、益脏腑之阴而清金润燥，石膏（一两）以解表里郁热，知母（五钱）以清胃热而益阴生津，花粉（五钱）以益阴液而生津止渴，甘草以和中，竹叶以清心火而宁肺金也。服后热不解，仍便闭者，可用玄明粉（三钱）之咸寒，以软坚润燥，荡涤肠胃积热，大黄（六钱）之苦寒以荡涤脏腑之热，生草（二钱）和中而缓火性僭逆。

太阴脾脉

《内经》：伏而鼓。

按：脾主行气于三阴，故虽沉伏尚且鼓动之象，方为平脉。

又曰，平脾脉来，和柔相离，如鸡足践地，曰脾平。[①] **又曰，太阴之至也，其脉沉。**[②]

《金匮》：沉而细。

太阴脾病

太阴脾病，身体重痛，腹满不嗜食，或呕吐泻利，或便闭。

按：太阴脾与阳明胃脏腑相连，饮食积滞不化，积久化热，食饮之气蒸

---

① 出自《素问·平人气象论第十八》。

② 出自《素问·至真要大论第七十四》。

腾上升，致头浑浑眩晕重痛，故治宜补脾胃，消导饮食，降涤痰饮而痛自已。

太阴头痛上连阳明，刺上列阳明经穴。痛连天顶，刺上星、百会、风府。痰厥头痛者，可灸之，或用芥子等末敷之。先煎大枣三枚，甜酒药（五钱）化服万应丸数分，随服苍术（五钱）以健脾除湿，陈皮以健脾温胃散满，半夏以涤痰饮而和胃健脾，茯苓以益肺胃而渗水饮，炒山楂[①]以消食化积，桂枝以宣通阳气而散水饮，参与甘草、人参以益中气，枳实以降逆气而推荡积滞也，以上药各三钱。寒饮厥逆头痛，加吴萸[②]、草果仁（各二钱）以祛脾寒，附片（二钱）以壮真阳而祛寒饮，大枣（五钱）以益中土。食饮化热，可先服前药，随漱酒炒黄连数分以清湿热。便闭，加射干（二钱）以泻太阴之积痰而利二便。

心烦，头痛，治在手太阳（小肠）、**少阴**（心）。

按：手太阳之正，别于肩，合足太阳，入腋，走心，系小肠。手少阴之脉出属心系，下膈，络小肠。其正经属心，走喉咙，出于面，与手太阳合于目内眦。是故心与小肠脏腑相为表里，皆属于火，而小肠为心火之腑，腑热扰脏，故心烦。上干手足太阳，故头痛。此心烦、头痛者，所以当治手太阳、少阴也。主用秦艽（五钱）以去脏腑之壅热，铁水、石膏（八钱）以降上逆之阳邪，麦冬（五钱）、竹叶（数片），以去心脏之虚烦，煅铁淬水煎药。

脑风，头痛，目泪。

按：此症由于正气虚而邪客之，凡男子纵欲无度，女子带病重者多有。故宜补肝肾、益精气以治其本之虚，而并治其标之风也。酌用川芎（三钱）以补肝虚而散肝风，当归（五钱）生血和血、润肾燥而宣通气血，俾通则不痛，桔梗（三钱）以开提气血而散风火郁热，菊花（三钱）以散风火而清心明目，熟地黄（五钱）以益精髓、补肝肾而息风火，枣皮（三钱）以补肝肾而固精秘气，兼以止泪，茯苓（三钱）以益肺胃、滋水源而平木火，泽泻（三钱）以泻湿热而疗风眩，荆芥（二钱）之辛凉以散风而调气血。阳气虚冷，汗出遇风便痛者，又应加桂枝以益心阳、宣通血脉而和营固卫，熟附以

---

① 山楂：原作“三楂”，据通用药名径改。

② 吴萸：原作“吴芋”，据通用药名径改。

补真阴真阳而驱除风寒湿邪也。男子有滑精等病，女子带病重者，可照后篇急补其虚，而缓治其风也。汗虚自汗，加桂枝、熟附（各三钱）。

头痛多汗，恶风，不可以出内。

按：此症由于真阴真阳亏损，致阴不守内，阳不外卫，故多汗恶风。而治则宜治其本之虚，俾真气来复，阴阳和翕而病自已。酌用桂枝（三钱）以益心阳、解散风邪而和营固卫，龙骨生于山，得阳之正气，用以潜阳使之卫外，牡蛎生于水，得阴之正气，用以潜阴，使能内守（二药各五钱，生研），熟地黄（五钱）以补真阴，熟附子（四钱）以固真阳，枣皮（三钱）以固精秘气而敛阴液，杭芍以敛阴液勿使外泄，炙草（二钱）以和中益虚，姜（二钱）、枣（五钱）以调和营卫也。

头痛，遇寒便发。

按：此症由于风寒客于脑髓，而肾主五液与骨髓，故治用细辛（一钱）以温少阴之经而祛沉寒，生熟附子（生者用一钱，熟者二钱）以固真阳而驱除风寒湿邪，桂枝（三钱）以散风寒而宣通血脉，当归、川芎（各五钱）以散风而宣通气血，俾通则不痛，炙草（三钱）以和中补虚，姜（五钱）、枣（四个）以调和营卫也。外灸百会、风府、脑空等穴，敷以芥子等末，内外攻除而疾自已。

头面暴肿大而痛。

按：此病由于三阳经络感受时行温热之气，搏结于头面之间。风寒之中人也，上先受之，热邪厥逆，故暴然肿大。单肿不痛曰风，宜用辛凉以散之。若肿而痛，甚至发热，口渴，身痛不能转侧，面垢，狂言谵语者，则邪热结于三阳，表里俱病，故当急用辛凉以解表热，苦寒以泻里热。若时行之大头瘟，更当用外针以泻诸阳，内急用清热解毒之剂以治之也。酌用薄荷（三钱）之辛凉以散风火郁热，僵虫（五钱酒炒，研）之辛咸以散风火热结，马勃、蝉蜕（各三钱）之轻浮以散浮游之风火郁热，黄连（二钱，酒炒）以泻上逆之火，栀子（三钱）以泻三焦之火热，石膏（一两）以降上逆之阳邪而清表里郁热，射干（五钱）以泻火解毒，大黄（五钱，酒炒）以荡涤脏腑积热也。发于耳前后上下，属少阳，加柴胡（三钱）。发于额面，属阳明，加白芷（二钱）。发于巅顶及顶后，属太阳，加羌活（二钱）以散各经之阳邪也。

厥，挟脊而痛至顶，头沉沉然，目𥆨𥆨然，取足太阳膀胱腘中血络（委中间）。

按：足太阳之脉，起于目眦，上至头顶，挟脊循膂，下至腘中，故经气厥逆，则其经脉所过皆痛，而头则沉沉然眩痛，目则𥆨𥆨然昏瞀也。太阳之脉，合于腘中央，故取之。酌用羌活、防风（各二钱）以散太阳经之风寒湿邪，生姜（六钱）、大枣（三个）以和荣卫，秦归、川芎（各三钱）以宣通气血，甘草（二钱）以和中补虚。寒厥，加桂枝（三钱）以宣通阳气于四肢而散表寒，干姜（三钱）以温中而散里寒。热厥，加黄柏（二钱）、泽泻（二钱）、滑石（二钱）以清腑热也。

项痛不可俯仰，刺足太阳膀胱，俞束骨（足小指本节后陷中）、**入天柱**（挟项大筋陷中，发际阴）、**大杼**（项下脊骨一椎下，旁一寸半）。

按：足太阳之脉根于足小指爪甲外端，注于束骨，入于天柱，而骨会大杼。太阳经气厥逆，则其经脉所循行之项背膂腰，脊强劲不可以俯仰，故当取上列各穴以疏强也。用药同上。

项痛不可以顾，刺手太阳小肠，井少泽（手小指外侧爪甲角）、**荥前谷**（手小指本节前陷中）、**入天窗**（结喉旁当曲颊下）。

按：手太阳脉起于手小指端少泽，溜于前谷，上行入于天窗，其经气厥逆则牵引不可以顾，故当取上穴以疏经也。用药同上。热厥，加黄连（一钱）、射干（三钱）以泻小肠腑热也。

厥，头痛，面若肿起而烦心，取足阳明胃、太阴脾。胃荥内庭（足次指外间）、**经解溪**（上冲阳一寸半陷中）、**入人迎**（挟喉动脉），**脾荥大都**（足大指内本节后陷中）、**络公孙**（足大指本节后一寸）。

按：足阳明脉起于鼻额，循面上额颅。足太阴脉，络胃上膈，注心中。足阳明、太阴相为表里，故外病头面肿起，而内则烦心者，当并取阳明、太阴也。风性上行，故面肿，曰风。用白芷、防风（各二钱）以散上逆之风，石膏（八钱）以清上逆之热，苍术（三钱）以升散太阴湿邪，半夏（三钱）以涤痰饮，黄连（二钱）以清烦热，秦艽（三钱）以清阳明之风热。若心动而烦，为脾胃之水饮停于心下，心恶水，故动悸而烦，又当用万应丸以攻饮也。

厥，头胀痛，心怨喜泣。视头动脉刺宥去血，后调足厥阴肝。肝井大敦（足大指端三毛中）、**荥行间**（足大指间）、**结玉英**[①]（膻中上一寸六分）、**络膻中**（两乳中间）。

按：厥阴之气厥逆，上干清阳致头脉痛，故当先取诸阳之动脉刺宥去血，而后调足厥阴。经云：厥阴为阖，阖折则气绝而善怨，故怨者当取厥阴之根、结、络等穴。酌用川芎（二钱）以散肝气之郁结，吴萸（二钱）以降肝气之厥逆，枣皮（三钱）以散肝郁而降逆气，当归（二钱）以宣通气血而止痛，芍药（二钱）以敛肝气。寒厥，加桂枝（三钱）、干姜（五钱）以解散表里寒邪。热厥，加栀子（二钱）以泻胆与三焦腑热，丹皮（一钱）以泻厥阴心包伏火也。

厥，头痛贞贞然，头重而痛。泻头上行行五、中行[②]**上星**（直鼻上发五分空骨）、**前顶**（囟会后寸余骨空）、**百会**（项中央骨空）、**后顶**（百会后寸余骨空），**次行五处**（上星旁寸余骨空）、**承光**（五处后寸余骨空）、**通天**（百会旁寸余骨空）、**络郄**（通天后寸余骨空）、**玉枕**（枕骨旁骨空），**三行临泣**（直目上入发五分骨空）、**目窗**（临泣上寸余骨空）、**正营**（通天旁寸余骨空）、**承灵**（正营后寸余骨空）、**脑空**（玉枕旁寸余骨空）。**先取手少阴心，后取足太阴脾；心井少冲**（手小指内侧端）、**络通里**（掌后去腕一寸半），**脾井隐白**（足大指内侧端）、**络公孙**（足大指内侧本节后一寸）。

按：诸阳之气厥逆于上，不下交于阴，且少阴心君主之火，与太阴湿土之气皆上逆而干清阳，手少阴与手太阳、足太阴与足阳明脏腑相连，故头贞贞然而痛重者，既取头上五行以泻诸阳，复取手少阴、足太阴以泻脏气，用药临病斟酌，但不外清散阳邪、降除阴邪也。

厥，头痛，意善忘，不知痛所。取头面左右动脉，后取足太阴井隐白、络公孙。

---

① 玉英：玉堂穴的别称。
② 中行：督脉。

按：足太阴湿土之气厥逆，蒸腾上升致干清阳，故头眩晕而痛。脾藏意而肾藏志，志伤则善忘。其前言脾气厥逆，湿土乘肾，故意善忘。足太阴脾脉不至于头，故不知痛所。而胃脉循面下颊车，上额颅，脾与胃脏腑相连，故先取胃之头面左右动脉，而后取脾脉所出及所络也。酌用苍术（五分）以升散脾气之厥逆，半夏、茯苓（各三分）以涤痰饮之上逆，枳实、射干（各三分）以泻湿土之太过。寒厥，加桂枝、干姜（各二分）以散表里寒邪。热厥，加石膏（六分）、秦艽（二分）以清表里之热。

厥，头痛，项先痛，腰脊为应。先取天柱（挟项大筋陷中，发际阴），**后取足太阳膀胱荥通谷**（足小指本节前外侧）、**原京骨**（足外侧大骨下）、**合委中**（腘中央）、**络飞扬**（去踝六七寸，络脉别走少阴）。

按：足太阳根于至阴，入于天柱，故经气厥逆，头项先痛，腰脊为应者，先取天柱而后取足，以期直中病源。至用药，则当照厥挟脊而痛可也。

厥，头痛，耳前后脉涌有热。泻出其血，后取足少阳胆：胆俞临泣（足小次指上行一寸半陷中）、**入天容**（耳下当曲颊后）、**曲鬓**（耳尖上五分骨空）。**视耳前脉涌者，泻出其血**。

按：足少阳之脉起于目锐眦，上抵头角，下耳后，循颈。其支者，从耳后入耳中，出耳前后，故其经气厥逆则所过皆痛，故当直取其脉涌有热者泻出其血，而后下取足经也。可照少阳经气厥逆加减用药治之。

头半寒痛。先取手少阳三焦、阳明大肠，后取足少阳胆、阳明胃：三焦荥液门（手小指次指间），**入天牖**（完骨上）、**和髎**（耳前锐发横动脉），**太阳原合谷**（手大指次指歧骨间）、**经阳溪**（合谷下两筋间陷中）、**胆俞临泣、曲鬓、天容，胃荥内庭、入人迎、络丰隆**。

按：少阳之脉，循行耳前后上下，上抵头角。而少阳主治木火，故其经气厥逆则木火之气郁而不舒，火郁则金郁，木郁则土郁，而手阳明属金，足阳明属土，其经脉左之右、右之左，左右交互，故木火之气乘于金土，则阳明之阳气不能充周于头角，故令头半寒痛。但手之少阳、阳明由手直上头，其受气之道近，故当先取手而后取足也。

寒厥，酌照少阳、阳明感风寒头痛加减治之。热厥，照经气厥逆加减治

之可也。真头痛，痛甚，脑宥痛，手足寒至节者，不治。

按：三阳经脉上络于头，而脏腑经气皆上萃于脑，故头为精明之府。头痛，甚至脑宥痛，是头外三阳之经脉，脑内脏腑之经气皆厥逆矣。查诸阳皆受气于手足，手足者，神气之所游行出入者也，而脾主四肢，手足温则阳尚根阴，阴阳未至脱离，今寒至节，则阴独阳绝，故死而不可治矣。但医切活人，可灸手足之井、荥、俞穴及头上五行、脑户、风府。酌用生附、细辛以温经散寒而回阳，桂枝以宣通阳气于四肢，当归、川芎以宣通气血，干姜、大枣以益中土而和荣卫。问症加减治之。

头痛不可刺者，大痹，为恶日作，可少愈，不可已。

按：头为诸阳之会，若风寒湿三气客于头之经脉，致经气不能流通，故顽痹而日痛不休。但因经气厥逆及感火热而痛者，可针泻其有余，俾归于和平而痛自已。今痹由于感受寒湿，唯用艾灸其经穴方可以散其壅而通其经脉。酌用芥子（半杯）、辣椒（半杯）、胡椒（三钱）、草果（五钱），共捣细，加红糖，用甜酒调匀，微烘热，敷痛处以驱除寒湿，俾经气流通而痛自已。此方兼能治久年痞块，寒湿腰脚痛，冷骨风等症最效。

头受伤而痛，可侧刺其伤处，恶血不可远取于俞也。鼻鼽窒，头背痛，泻飞扬（去踝七寸）。**虚则鼽衄，补之。**

按：足太阳之别，名曰飞扬（去踝七寸），别走足少阴肾，而肾主液。经曰：脑渗为涕。鼽，即鼻涕也；鼽窒者，鼻塞而不通也，此飞扬之邪气实，故当泻之。若虚则生内热，邪火挟[1]血上行而鼽衄，故又当补之也。鼻窒，可用细辛、牙皂研末，吹入鼻中取嚏开窍，去窒不解者。方用苏叶（五钱）、细辛（一钱）以散结邪，桔梗（五钱）以散郁热，牙皂（二钱）以开窍，甘草（二钱）以和中，姜（六钱）、枣（四个）以和荣卫而鼽窒、头痛自已。若鼽衄，又当酌用后篇治衄药方也。

阳逆，头痛，胸满不得息，取之人迎（挟喉旁动脉，胃脉所入）。

按：三阳之气厥逆于上，故头痛。厥逆于胸中，故满不得息。而胃主行

① 挟：原文为“脋”，即胁，音同致误，径改。

气于三阳，三阳之盛衰，皆候之于人迎，故取之以泻阳气，而诸病自已。至于用药，阳气上逆，非重坠之品不能降，酌用煅废铁淬水、煅石膏（一两）以降阳邪之上逆，旋覆花、枳实（各三钱）苦辛能降、能散，以泻阳邪之实满，半夏（三钱）、甘遂（一钱）以荡涤胸胃痰饮厥逆，俾清阳上升，浊阴下降而痛满自已。

目眩头倾者，上气之不足也。补阳跷，留之申脉（外踝下五分）。

按：阳跷之脉，起于足外踝下，并太阳之经循行三阳，上系目系。而头为诸阳之会，故阳跷虚则诸阳皆虚，而目为之眩，头为之倾，故当补阳跷而久留其针，以引阳气也。酌用桂（二钱）、附（五钱）以补真阳，蒸腾精气，上注空窍，熟地（五钱）、苁蓉（三钱）以益精髓，枸杞、巴戟天（各三钱）以益精气，萆薢、续断（各三钱）以强筋骨而利机关。阳明主行气于三阳，当酌加参、术、苓、草以益阳明之中气也。

头项背痛，此邪客足太阳之络飞扬，刺至阴（足小指外侧甲角）。**不已，刺外踝下三痏申脉**（踝下五分陷中）、**金门**（外踝下少前）、**昆仑**（外踝后五分）。

按：足太阳之别，名曰飞扬，去踝七寸，别走少阴。实则鼽窒、头背痛，虚则鼽衄。故头项痛者，此太阳之络实，当取其所出之井至阴，并阳跷、申脉、金门及其经昆仑，以泻其阳气之实满也。酌用羌活、防风（各二钱），以散太阳经之阳邪，铁锈水、煅石膏（八钱）以降气之上逆，泽泻（三钱）、滑石（八钱）以泻太阳腑热，姜（五钱）、枣（三个）以调和荣卫也。

脊强，泻长强（脊下尾骶）。**虚，则头重高摇，补长强**。

按：督脉之别，名曰长强，挟脊上项，散头上，下当肩胛左右，别走太阳，入贯膂。实则脊强，虚则头重高摇。视挟脊有过者，取之。脊强，治同飞扬。头重高摇，治同目眩头倾。

虚而头强，补内关（掌心下去腕二寸两筋间）。

按：心主之别，名内关，去腕二寸，出于两筋之间，循经以上系于心包络，络心系。实则心痛，虚则为头强，故实则泻之，虚则补之。头摇，酌用桂枝（三钱）以益心阳而宣通血脉，当归（五钱）、川芎（三钱）以生血活血而补心虚，姜（五钱）、枣（三个）以调和荣卫。

又按：阳明主约束宗筋而利机关，可酌加四君，以益中也。

耳聋症治

按：手太阳小肠之脉，其支者，从缺盆循颈上颊，至目锐眦，却入耳中。故是主液所生病者，耳聋，目黄，颊肿。手少阳三焦之脉，其支从耳后入耳中，出走耳前，交颊至目锐眦，故是动则病耳聋，浑浑焞焞，咽肿喉痹。足少阳胆之脉，其支者，从耳后入耳中，出走耳前，至目锐眦，故病耳聋，眦痛。手阳明大肠之别络名曰偏历，去腕三寸，别入太阴，其支者入耳，合于宗脉，其经气实则龋、聋。查诸经之脉，皆注于耳。故其经气厥逆，皆致耳聋。宜酌用远志、菖蒲以散结气而开窍，桔梗以开提气血而散郁结。发于太阳，宜用羌活、防风；少阳，宜用柴胡；阳明，宜用葛根、升麻以散其经气之厥逆；小肠，宜用黄连、木通；三焦，宜用栀子、丹皮；胆，宜用栀子、胆草；大肠，宜用秦艽、黄芩以降其阳气之蒸腾。其余问症加减治之可也。

又按：肾开窍于耳，是以精脱者，则头肿而耳聋。而治则宜用熟地（五钱）、苁蓉（三钱）以补精髓，枸杞、巴戟（各三钱）以补精气，枣皮（三钱）、五味（二钱）以固精秘气而止脱，龟甲（五钱）、阿胶（三钱）以补阴液，全归、川芎以宣通血气。虚甚，加桂（三钱）、附（五钱）蒸动真阳真阴之精气，使之上升以注空窍，而聋自已。

又按：耳者，宗脉之所聚也。故胃虚则宗脉虚，虚则滞而脉竭，故耳鸣。

又按：谷入气满，淖泽注于骨，骨属屈伸，泄泽补益脑髓，皮肤润泽，是谓液。故液脱者，骨属屈伸不利，色夭，脑髓消，胫酸，耳数鸣。而治则宜酌用四君加饴糖、大枣以益中土，生姜、桂枝以通调营卫、走津液而注空窍，使骨入气满，充用于空窍而耳鸣自已。

聋而痛。取足少阳之井、荥、入：胆井窍阴（足小指次指端）、胆荥侠溪（足小指次指间）、入听会（耳微前，陷中，动脉，开口有空）。齿龋、耳聋，取手阳明之络偏历（去腕三寸，络脉别走太阴）。聋而不痛，取手阳明之井、原、经：大肠井商阳（手大指次指端）、原合谷（大指次指歧骨间）、经阳溪（合谷下两筋间陷中）。耳聋，取手足少阳之井：三焦井关冲（手小指次指爪甲上）、胆井窍阴（足小指次指爪甲上）。耳聋无闻，取耳中珠子听宫。耳鸣，取耳前动脉听会。耳鸣，取手中指爪甲上中冲，左取右、右取左，后取足大指端大敦。耳聋取手阳明不已（商阳、合谷、阳溪），取气通脉出耳前者听会。耳聋不闻，此邪客手阳明之络偏历，刺商阳立闻，不已刺中冲。其不时闻者，不可刺也。凡耳中生风，缪刺如上数（左病取右为缪）。胃虚耳鸣，补客主人（即听会）、补商阳。暴聋气蒙，耳目不明，取天牖（耳后完骨上）。

目痛症治

按：十二经脉，三百六十五络，其血气皆上于面而走空窍。其精阳之气上走于目而为睛，故曰诸脉者，皆属于目。又曰，肝受血而能视。五脏六腑之精气，皆上注于目而为之睛。目者，荣卫魂魄之所常营也，神气之所生也，神之舍，心之使，上液之道也。是故瞳子黑眼法于阴，白眼赤脉法于阳，故阴阳合得而睛明也。是故肾主骨，骨之精为瞳子；肝主筋，筋之精为黑眼；心主血脉，而血脉之精为络；肺主气，而窠气之精为白眼；脾主肌肉，而肌肉之精为约束，裹撷筋骨血气之精为脉并为目系。

又，太阳之脉起于目内眦，少阳之脉交于目外眦，太阳为目上纲，阳明为目下纲，阳跷之脉属于目内眦，阴跷之脉络于目内眦，目之属于脏腑若此。而其致病之源分内外二因，内因者，因内伤七情六欲，外因者，因感风火暑湿燥寒六淫，致脏腑精气有所偏竭或有所偏盛而痛发于目。然外因之症，多由内因而感受者十之七。此治目痛，所以当注重散郁、养阴、抑阳。而对于暴发之痛，则当以辛凉散火清热为主，忌用补剂。至若脏腑之气脱，目不明，而治又当专于补虚也。

目痛无论内因外因，凡红肿胀痛、涩痛、痒痛者，邪郁于内，皆可刺之。

眼皮[1]红肿痒涩，可用灯草翻开眼皮拖搽之，令多出血愈。

目痛从内眦上纲起者，太阳经病，刺睛明、目内眼角白睛上络脉。凡胀而痒者皆可刺之：攒竹（两眉头尖）、上星（直鼻上入发一寸骨空）、照海（内踝下五分骨空）。目痛从外眦起，少阳经病，刺丝竹空（两眉尾骨空）、瞳子髎（目外五分骨空）、临泣（直目上一寸）、目窗（临泣上入发络脉）、申脉（外踝下五分）。目痛从外纲起者，阳明经痛，刺四白（目下五分骨空）、禾髎（目下八分骨空）。满目宥痛，可刺上列各穴。

头目苦痛刺目系：玉枕（脑户旁一寸五分骨空），取项中两筋间入脑风府。目瞋不眠，泻阳跷申脉（外踝下五分）。目瞑取阴跷照海（内踝下五分）。目眩头倾，补足外踝下留之申脉。目痛从内眦起者，亦可刺之。目痛连头，可就痛处穴道刺之。暴聋气蒙，耳目不明，取天牖（耳后完骨上）。

外因目痛，红肿胀涩，风盛则浮肿而痒，火盛则肉努赤烂，湿盛则肿，脸皮破烂，燥盛则胀涩，寒则精气凝泣，郁为胀涩。凡外因诸症，可酌用薄荷以散风寒郁热，菊花以散火邪，青皮以平肝气之厥逆，桔梗以升散郁热，栀子以平木火，川芎以散肝风而补肝虚，丹皮以平虚火而去瘀凉血，茯苓以益肺胃而渗湿，泽泻以泻湿热，芍药以敛阴止泪。心火烦闷，加炒连。肺火，加炒芩。胃火口渴，加石膏。肝胆火，加龙胆。脾火便燥，加秦艽（除皮湿）以除风湿而润燥、射干以泻湿火而散血消肿。便闭者，可酌加酒渍大黄、牵牛以祛除脏腑之积热。阴虚口渴，加麦冬、玄参、地黄以壮水制火而养阴益虚。太阳经病，加羌活。阳明，加白芷。少阳，加柴胡。风甚，加防风。

凡外因目痛，可先煎薄荷小枣汤吞服万应丸五分。

内因目痛，雀盲，瞳仁无光，昏瞀，迎风流泪，干涩，翳膜，睛枯。酌用熟地之甘润以补益精气而壮神水，山茱萸之酸涩以固精秘气而止泪，续断之苦辛以补肝肾而明目散翳，芍药以敛阴而止泪，川芎辛润以散肝风而补肝虚，当归之辛润而生血活血，薄荷以散风热，桔梗以散郁热，菊花、谷精草之苦辛以散郁热而去翳膜，泽泻以泻湿热，草决明之甘淡以除温热而散翳膜。

---

① 眼皮：原文作“脸皮”，据前后文意，当为“眼皮”，故改。

加减同上。但男子因房劳而得，女子因带病重，腰下冷者，可酌加桂、附以补真阳，蒸腾精气，使之上注于目。因脾胃虚而得者，可加四君。

目暴盲症治

按：暴盲，属于内伤七情六欲致精气竭绝，荣卫魂魄不营，神气不生，水火不济者为内因，属于感受六淫杂邪，邪气升腾弥漫致神水无光者为外因[1]。因于内者仿内因治之，因于内外者，可酌用柴胡以升发少阳火邪，薄荷以升散风热，青皮以平逆气，栀子以清火邪，桔梗以散郁热，川芎以散风补虚，僵虫以散热结，牵牛、大黄以荡涤脏腑积滞，俾杂邪去，神气流通而目能视矣。上方治暴发火眼最效。

又方：炒柏子仁（五钱）以养心而益神，青皮（三钱）以升降郁气，川芎（三钱）以散郁补虚，用扁柏叶、土木贼熬水煨药，多服最效。

凡治目痛诸症，用木贼草、夏枯草、车前草煮水煎药或漱丸最良。目暴痛，用扁柏叶少加薄荷，捣细敷，良。胀者，用酒渍草纸，烘热贴眼上，痒者用咸酒点于眼角足效。

目疾经验方：

除风祛膜目痛膏：方用蜂蜜（五钱）、羊胆（一个）、百草霜（一钱）、好冰片（二钱）、胆矾（一钱）、麝香[2]（五厘）、炉甘石（一两，用童便渍浸，三七日或七七日早晚更换，取出洗净，煅红为细粉末），合前药研极细，用蜜、胆、人乳和为膏，用人乳调点眼角最效。

洗眼铁化汤：方用生白矾（二钱）、胆矾（二钱）、青盐（二钱）、五味（二钱）、川椒（五钱）、乌梅（二个）、杏仁（七粒，切细），针七颗，用天雨水泡（若无，用最洁泉水），晒七日，针化为水时取用。目病用新棉蘸洗最效，此方并可洗黄水破烂，疮痒癣斑。

珍珠磨翳丹：珍珠（一钱，即蚌壳内幼虫壳）、银珠（一钱）、石决明

---

① 外因：原文为“内外因”，据意径去“内”字。

② 麝香：原文为“射香”，改为现通用药名。

（一钱），冰片（二钱）、木芋（二钱）、鲜续断汁（一钱，晒干），共研极细点于眼内角，神效（暴发火眼，不在此例）。

熏散翳膜法：用野生麻葡萄枝，去节，用松明火烘热，口衔葡萄枝，吹熏眼内，最效。

目黄、黄疸症治

按：手阳明大肠，主人身之津液，而目者，上液之道也，故大肠病，津液耗，则目黄而口干、鼽衄。手太阳之脉，其支者，从颈上颊，至目锐，其支者，别颊上顑，抵鼻至目内眦，而小肠主液，故病则目黄而颊肿。足太阳膀胱之脉，起于目眦，故病则目黄、泪出、鼽衄。手少阴心之脉，其支者，从心系，上挟咽，系目系，故病则目黄。手厥阴心包之病，面赤目黄。

按：诸经之脉气皆上注于目，故病则浊气蒸腾上升，熏目而为黄。又：脾主地气而肺主天气，天气为雨，须将地中水湿之气蒸腾上升而后下降，故地中湿气升腾太过则阴云密布，致日月无光。若脾经湿气太过，则上熏头目，郁于皮肤，则令人身目皆黄，甚而为肿。故目黄分为阳黄、阴黄二症，目黄、身热、口渴、便闭、面色光润者为阳黄。治宜清散阳邪、荡涤湿热，宜酌用茵陈升散阳气之郁结以退热除黄，栀子以清三焦之热，滑石以泻六腑之湿热，黄柏以清膀胱之热，泽兰以解脏腑之陈气而散疸黄，枳实以除湿热积滞而散满退黄，加甜酒药、山楂以消化饮食，甘草以调和中气，加茯苓以益肺胃而渗水湿。便闭，加射干以行脾经之积滞。若便闭而口燥，加熟军以荡涤肠胃之热。心胸烦燥，加酒炒黄连以清中上二焦之热而黄目已。若夫属于脾经之湿气升腾太过，至肺主之天气不清，湿土之气弥漫于肺主之皮毛，肺属之白睛与胃主之肌肉，而身目皆为之黄。甚至湿气混合，水气泛滥洋溢而为黄肿。故目黄而面色晦暗者为阴黄，治宜用茵陈、苍术以散脾经之湿而益中土，厚朴、陈皮以温中散满除湿，甜酒药、炒山楂以消食饮而化积滞，朱茯苓以益肺胃而去上中二焦之湿，俾肺主之天气降为雨而下归膀胱，泽泻以利下焦之湿热。口渴，加滑石以泻六腑之湿热。寒，加桂枝之辛甘以通行阳气而和营卫，半夏以健脾除湿而和阴阳，附子之辛热以益阳温经而驱除寒湿。胀满不便，加枳实以去积滞。湿积化热，心胸烦热，加酒炒黄连。湿热内结，加射干以行脾经之积滞。此论目黄之源而治黄之大略也，然黄症不外湿热之气熏蒸所致，故无论寒热二症皆可选煎酒药、泽兰吞服万应丸数分，以攻除积饮，荡涤湿热而诸症自已。黄肿者，添加肿症诸药治之可也。

齿痛症治

按：齿为骨之余，而骨属于肾，肾藏之精气虚则不能荣养骨属，故令齿痛。而肾主五液以养五脏，肾虚则五脏之阴皆虚，阴虚生内热，热甚则生风，风甚乘湿则生虫而邪火灼齿，故令齿热痛。但肾虚之齿痛，龈与齿冷痛。可酌用细辛（八分）、当归（五钱）、川芎（三钱）、生姜（五钱）、大枣（二个）以温经散寒。重者可酌加附子、桂枝，噙以姜合细辛。肾热之齿痛，多虫啮而痛，且龈亦热痛而肿。热痛无虫，噙以细辛、冰片、芒硝；有虫，加硫黄、雄黄、石灰、石黄、白矾。因热而痛连龈者，可酌用细辛、薄荷、石膏、山豆根、玄参等药。腑热便燥，加秦艽。

又按：手阳明大肠之脉，上出缺盆，上颈，贯颊，下入齿中，还出挟口交人中，左右互交挟鼻孔。足阳明胃脉，起于鼻頞旁，约大肠之脉，上循鼻外，入上齿中，还出挟口，环唇，下交承浆，却随颐后下廉，出大迎，循颊车，故二经之阳脉循经上逆，则齿与龈皆为之痛。可酌用白芷、石膏、秦艽、射干、豆根、薄荷以清散肠胃之热。不瘥者，加硝黄以荡涤之而痛自已。

上齿痛，刺迎香（鼻旁五分）、颧髎（鼻旁八分）、悬厘（颧骨外耳前屈骨下）；上当门痛，刺龈交（鼻准下人中）；下当门痛，刺承浆（唇下陷中）；下齿痛刺大迎（颊骨上动脉）、颊车（大迎上关骨空）。

齿唇寒痛，缪传引上齿，刺手臂偏历间血络、历兑（足大指次指甲端）、商阳（手大指次指甲端）。齿龋虫痛，刺手阳明不已（商阳、偏历），刺其脉入齿中者：大迎、龈交、承浆。齿龋、耳聋，刺泻偏历（去腕三寸络脉）。齿痛不恶清饮（冷水），取足阳明胃，胃井历兑、荥内庭（足次指外间）、原冲阳（跗上五寸动脉）、入大迎（曲颊上动脉）。齿痛恶清饮，取手阳明大肠[1]，大肠井商阳（手大指次指端）、俞三间（食指本节后）、原合谷（大指次指歧骨间）、络偏历。顑[2]牙车骨痛，刺手阳明商阳、合谷与顑之盛脉大迎、颊车、扶突（颊下一寸）。不已，按人迎于经立已（人迎挟喉动脉）。

手阳明大肠之别，名曰偏历，别走太阴。其别循臂上曲颊，别入耳，合于宗脉。实则龋聋，虚则齿寒痹膈，取之所别也。

衄血症治

按：鼻流血曰衄。衄，由于邪火内郁，阳络伤，邪火循经协血上行，由鼻流出。足阳明胃脉起于鼻頞旁，约大肠之脉，下循鼻外；手阳明大肠之脉上挟鼻孔；足太阳膀胱之脉起于目内眦，上额交巅；手太阳小肠之脉，抵鼻至目内眦。是手足太阳阳明之脉皆至于鼻，故惟此诸经之经气厥逆，其血循经妄行，始发为衄。夫鼻为肺之入窍，而血生于心，足太阳之正循膕入肛，散之肾，循膂，当心入散。直者，从膂上项后，属手太阳。足阳明之正上至脾入腹里，散之脾，上通心，循咽，出口，上额颅，系目系，合于手阳明。

按：太阳、阳明之脉，或当心或通心，故经气厥逆而心主之血亦随之而沸腾上出于鼻。若云此二经之病症，而时自衄者，此则阴虚火旺，火性就上，熏蒸心肺，二脏阳络伤，血随火涌不循经，环转而上出于鼻也。故发于阳者，宜刺之以泻上逆之阳邪，兼服降火益阴之剂。若发于阴者，宜以滋阴降火为主也。脉详后篇。

鼻衄，上齿寒，此邪客于足阳明之络，缪刺之，胃井历兑、荥内庭。衄，血流不止，刺足太阳膀胱荥通谷（足小指本节前外侧）、原京骨（足外侧大骨下）、承筋（委中下腨中央）。衄，刺手太阳小肠荥前谷（手小指外廉本节前）、后溪（手外侧本节后）；不已，刺腕骨（手外侧腕骨前）；不已，刺委中

---

① 取手阳明大肠：原作“取足阳明太阳”，据医理改。

② 顑：音kǎn，通“頷”，同“颔”，腮部。

出血（膝后对腘中央）。凡衄者，刺上星出血（直鼻上入发一寸）。虚而鼽衄，补飞扬（去踝八寸络脉）。暴痹内逆，肝肺相搏，血溢口鼻，取天府（腋下三寸肘内动脉）。

太阳阳明经病，经气厥逆，发热，头痛而衄。衄者病当愈，以阳邪循经上泄也。宜酌用炒荆芥以散风寒郁热，炒栀以泻火邪之上逆，丹皮、玄参以壮水制火而散浮游之火，地黄以壮水制火而凉血行血，以泻血中伏火而行血凉血[1]，蒲黄以凉血止血，芍药以敛阴邪使不妄行，马勃以散热止血，麦冬、防风以益水源，俾真水上升，邪火下降，庶血归其经，而衄自已。用扁柏叶、土瓜、梨子、白茅根三四味捣烂煮水煎药（竹沥更妙）。白茅根味甘而润，能降虚火，生津液，润肠胃，凡衄血口渴津枯，肠枯便燥皆宜用之。此药随处有之，茎叶同甘蔗，高二三尺，茎小如筷，花开色白，如箒，花包味甘可食，小儿多采食，根似香甜蜜，根味如甘蔗。若太阳、阳明经病，因阴虚火旺而时自衄者，用药同上，但宜加归尾以疏通经隧，俾血循经下行耳。衄者舌红，加炒连。衄不止，脉大者逆。

脾移热于肝则为惊衄。

按：脾主藏意而统血，脾经湿热太甚，则薄其胜己而移热于肝，肝属风木，藏血而舍魂，肝热则木火煽动，致意志神魂不宁而为惊骇。肝脉与督脉上会于巅，脾脏湿热之气蒸腾上升，挟木火之气协血循经上行，故由鼽衄出血也。先用酒药山楂汤吞万应丸三分，以驱除脾经湿热而治其本，随用荆芥、薄荷以散风火郁热，菊花、青皮以平木火，射干、黄连除湿热，赭石以镇神，鳖甲以潜魂，茯神以宁意而定惊，丹皮以泻伏火而凉血止衄也。

胆移热于脑，则辛頞鼻渊。鼻渊者，浊涕不止也。传为衄衊瞑目。

按：胆属阳木，与少阳相火、木火之气上熏于脑，致脑渗为涕，故鼻为之辛辣而浊涕不止。其木火传变则协血妄行，故或由鼻出而为衄，由汗出而为衊，上熏脏腑精气所聚之目，致神水枯竭，畏见阳光而目为之瞑也。酌用薄荷、冰片以散木火郁热，辛夷、菊花以平木火而散鼻辛，苍耳子以散木火

---

① 该处当遗漏具有泄热凉血行血的某药。

郁热而通鼻渊，栀子以泻小肠之火、脾热，马勃以散风火郁热而止衄衊，熊胆以清胆热、益阴液、壮神水而疗目瞑也。

咳、吐血症治

按：足少阴肾脉，其直者，从肾上贯肝膈，入肺中，循喉咙，挟舌本；其支者，从肺出络心，故是动则病饥而不欲食，面如柴漆，咳唾则有血，喝喝而喘，坐而欲起，目䀮䀮无所见，心如悬，若饥状。

按：足少阴肾与手少阴心经脉相贯，肾主水而心主火，水火原相济为用者也。又肾上连于肺，肺为主水之源，而肾为肺子，若肾脏之水气太过，则循经上行，凌其所胜之心，乘其所生之肺，肺恶寒，寒水乘肺，而肺主皮毛，致皮毛之色皆变为肾水之黑，如柴漆。肾不能输肺金之水精，通调水道，下输膀胱，反挟其寒水之气乘肺，故喝喝而喘，咳嗽，喉间如水鸡声。且寒水之凌心[①]，致心脏所主之血亦随寒水之液咳唾而出。故治宜散肺脏之寒邪，降肾气之上逆以宣心肺。

又按：肾主五液以溉五脏，若肾脏之水精不足，则无以灌溉五脏而阴气虚，阴虚则生内热而邪火内炽，上灼心肺。且水精不能上济心火，而心火亢甚，致心主之血被火邪协迫循经唾出，而治又宜壮肾水、降火邪[②]以息燎原之势，俾水壮火伏而咳唾自已。

咳血、呕血脉症

肺脉微急，为肺寒热怠惰，咳唾血，引腰背胸，若息肉不通。

按：诸急者多寒，而肺主皮毛，今脉得微急，则寒伤皮毛，阳气内伏而为寒热。肺主气，寒则气不舒而为怠惰。肺主行荣卫阴阳，寒客肺中，致气血凝泣不行而为咳唾出血。胸背为肺之府，寒客气逆则引痛。肺开窍于鼻，

---

① 凌心：原文作“宁心”，据医理改。

② 降火邪：原文作“升降火邪”，据医理改。

寒则为血凝，故结而为肉也。酌用桂枝以散风寒而和荣卫，细辛以温经而散寒，牛蒡[①]、贝母以散肺脏风寒郁热，紫菀、冬花以温肺而散寒止咳，半夏涤痰饮化痰核，姜、枣和荣卫。

肺脉涩甚为呕血。

按：肺主气，今脉得诸涩，为多血而少气且有寒。但五脏之真气皆上出于肺，而肺主行荣卫阴阳，今反气少血多，则血涩而不行，故不甚咳而呕出也。故善诊治者，当脉诸涩，宜酌用归、芎、泽兰、丹皮以宣通血脉而使不凝涩，牛蒡、细辛以温经散寒，贝母、紫菀、冬花以温润肺脏而散寒解郁，桔梗以开提肺气，炙草、姜、枣以益中而和荣卫。寒痛，加桂枝以宣通血液，吴萸以散血中之寒。热，加丹皮、红花以凉血和血，泻其血之有余，补气之不足，俾气血调，荣卫不失其常，自可不呕。及其既呕也，亦不须张惶[②]，盖血之凝而不行者必呕，虚乃可从。常可酌用炒荆芥以散风寒郁热而止血，扁柏叶以养阴止血，紫菀、冬花、贝母以散郁热而温肺，牛蒡、桔梗以散郁热，麦冬以补肺清心，归芎以引血归经，参草以和中益气，阿胶以滋阴润肺。虚火甚者，可酌用白茅等汁煮水煎药调之。

治呕血未病方：归尾、川芎、泽兰、玄胡、牛蒡、细辛、贝母、紫菀、冬花、桔梗、炙草、生姜、大枣，加剂详前。

治呕血方：荆芥、扁柏叶、紫菀、冬花、贝母、牛蒡、桔梗、麦冬、归、芎、党参、炙草、阿胶，加剂详前。

肺脉微滑[③]，为上下出血。

按：诸滑者，阳气盛，微有热。肺开窍于鼻，与大肠为表里。肺属金而恶热，肺又主行荣卫阴阳。今脉滑则阳盛而热，致荣血妄行，故其热上伤阳络，则令血上由鼻衄出，由肺咳出，下伤阴络，则令血下，由肠泄出也。是故治血由上出者，可酌用火上炎衄血、咳血、吐血等药加减治之，下出血可酌用暴下血、肠澼下血等药，上下同时出血者，可参酌治之可也。

---

① 牛蒡：原文“牛旁”，形近至误，径改。
② 张惶：慌张之意。原作“张皇”，据意径改。
③ 微滑：原作“微急”。据下文及《灵枢·邪气脏腑病形第四》内容改。

肺脉搏坚而长，当病唾血。

按：长、坚、搏皆阳盛脉象，今兼见于肺，则阳邪内结，熏灼肺脏，协血妄行，故唾血也。治同火上炎吐血。

脉至而搏，血衄，身热者，死。脉来弦钩，浮为常脉。

按：心主血，而心为火脏，心火亢甚，协血循经上行，至肺所主之鼻而出。脉得弦钩为心脉，浮为肺脉是为常脉。今得诸搏，为邪火内结而不易散，若再见身热，则阳盛于外，阴结于内，是火已燎原，致脏气不守，经血沸腾，乃能生乎。可酌用治衄等药，秦艽、石膏以清内外之热。不瘥者，则酌用薄荷、黄连、黄芩、栀子、大黄、丹皮、芒硝以驱除脏腑内外结热也。

心脉微缓为伏梁，在心下，上下行，时唾血。

按：脉得诸缓为热。心为火脏，今脉缓则心气有余，故主积在心下而有若梁之伏，上下行痛。心主血，脏热则血妄行，故时唾出也。而治则宜酌用郁金[①]、莪术、川芎以散郁而消癥止痛，蒲黄以行血而散瘀，丹皮以泻血中伏火而破积血，黄连以泻心火而消心瘀，麦冬以清心火而润肺脏，炒芥以散风火郁热也。

心脉大盛为喉吤[②]。

按：宗气积于胸中，上出喉咙，以贯心脉而行呼吸，故心脉大甚则心火太过，火上灼喉，故时痒而欲吤也。可酌用玄参、寸冬、黄连、竹叶、桔梗、牛蒡、桑白等药加减治之。

肝脉大甚为内痈，善呕衄。

按：厥阴多血而少气，其脉本软弱微弦，今脉大甚则气血皆多，木气太旺则火亦旺，火旺则阴亏有如弦，曰阴气不足，阳气有余，发为痈脓。夫肝藏血，木火之气太过则血妄行，而肝脉循喉咙，过颃颡，与肾脉会于巅，故善呕衄。而治则可酌用川芎、青皮、吴萸以平肝而散血郁弦结，莪术、玄胡以行气而破血消痈，丹皮以泻火祛瘀，赤芍以泻肝火而散血消瘀，炒芥以散风火郁热，栀子以泻木火之太过。临症加减治之可也。

---

① 郁金：原为“玉金”，音同至误，径改。

② 喉吤：喉中如有物梗塞。

诊：详解经文，凡咳吐血呕血等症，一由于寒气客于肺脏。肺者主行人身荣卫阴阳者也，今肺受寒邪，致经血凝泣不循经环转，积于肺间而或咳出唾血。一由于厥阴心包之火、少阳三焦之火、少阴心经之火亢甚，致血随火沸腾，循经上行，故或由鼻衄，或由口呕，或由咳出也。属寒者宜温经散寒，属火者宜滋阴降火、清肺润燥，以损其有余、益其不足，使归于和平，庶荣卫之行不失其常而诸症自已。

寒客肺经，咳吐血，可酌用紫菀、冬花、牛蒡以散风寒郁热而止咳，陈皮以理气温中。寒甚，加桂枝以宣通血液，使之归经，干姜以温中散寒。无汗而喘咳，加麻黄以散风寒郁热。喉间作水鸡声而闭者，加射干以散血而行积痰，俾风寒散、郁热解而血自归经矣。

火上炎，咳吐血，可酌用生地之苦甘以制火凉血，玄参苦咸以壮水制火，麦冬以益水源而润肺止咳，桔梗、贝母以散火郁而止咳，牛蒡以散郁热，炒芥以散风火而理血归经，丹皮以泻血中伏火而止吐衄。气逆而哕，加旋覆辛咸以降逆止哕，杏仁以降气，赭石之重、色赤入心以镇血归经，使不上逆也，加剂详前。

凡喉间痒而咳及有声，无痰而气燥者，皆属于火。肺火气热，加炒黄芩、桑白；心火烦热，加黄连、竹叶；三焦热，加栀子；心包火，加丹皮；胃火，加石膏、知母。用桑叶、扁柏叶、梨子、白茅根、甘蔗煮水煎药。气虚，加沙参。津枯燥咳者，加阿胶（烊化，忌炒）、天冬。凡因而咳吐血者，服竹沥、梨汁、茅根汁、藕汁、姜汁亦效。喉痒干咳，用生鸡蛋同蜜搅化，空心时用开水冲服。又方用半夏（三钱），醋煮取汁，煮鸡蛋清半生半熟服之亦效。咳脱形，身热，脉小以疾者逆。

暴呕瘀血症治

按：呕血多由于醉饱后行房或举重用力太过，致脾胃之经络伤，胃中水谷之液积而不行，凝泣为瘀。其人面色乌黄，胸胃肠间胀痛。故善诊者，当其未呕前即用，后开万应丸等药以攻去其瘀。若不知治近，其积久则呕出污瘀血，呕后反觉快畅，但根不除，日久后发。而治则宜酌用牙皂、玄胡、泽兰、甜酒药煎汤吞万应丸[1]数分，随用莪术去瘀消积，矮头陀以驱除形身杂邪而治百病，玄胡行血中气，气中血而消瘀止痛，泽兰以行脏腑陈积，茜草、丹参[2]去瘀生新，山楂化积益脾，苍术健脾，俾解输水谷，青皮散满祛滞，茯苓益中土，归、芎以宣通血气各归其经而生、活血，荆芥以理气血，庶俾瘀污驱除以清病源。病减后再服归芎异功汤去甘草加姜、枣、泽兰、山楂、酒药以消食饮、健脾胃、通经脉、和荣卫而病自已。寒，加桂枝。热，加丹皮。便闭，加射干。

岐黄方：用乌贼骨（二）、芦茹（一）为末，以雀卵和丸，饮以鲍鱼汁（即腌鱼），以五丸空心服。芦茹或云榈茹根，为末服，皮黄肉白，叶长阔，折之有汁，实如豆，一颗三粒，味辛，能破血。或云即茜草，叶长二寸，或云有棱，形同木通，小枝苗、茎叶皆燥劲，色蓝红，茎内有筋，瓤色红，可以染毡，用根。其味酸咸，能行血止血。（二药功效略同，若知榈茹者，用以破血较速，茜草较缓也。）

暴呕鲜血症治

按：血生于心，藏于肝，而宣行于心包络，夫忧惕思虑，伤心怨哀，动中暴怒，则伤肝心。心脉出心系，上肺挟咽；肝脉挟胃属肝络胆，循喉咙，过颃颡。故心肝伤则失其运行之常度，挟木火之气上逆，由口呕出。而治宜用郁金、蒲黄以散心郁而开窍行瘀，当归入心生、活血而宣通，使各归其经，麦冬清心火而益阴宁神，川芎散肝郁而补肝虚，青皮、吴萸[3]平肝气之厥逆，栀子泻木火之上乘，丹皮泻心包伏火而散瘀生新，芍药泻肝火而敛肝血，泽兰除陈积而宣通气血，炒芥散风火郁热，用扁柏叶煮水煎药。临症参酌呕血、唾血加减治之。

---

① 万应丸：原作“万丸”，据前文径改。
② 丹参：原作“丹彤”，疑为“丹参”误写。
③ 吴萸：原作“吴芋”，疑为“吴萸”误写，故改。

舌苔[1]症治

按：心开窍于舌，而心为火脏，其舌应赤。舌所以迎纳水谷，五味入口，先至于舌，故五藏有病皆变见于舌。舌尖属心，舌边属心包，边肉两间属三焦，舌根属胃。

是故舌苔薄滑白而头痛项强，腰脊腿肚皆痛，恶风寒，发热，为病在太阳经。而太阳为开，主表，法当得汗而解。轻者用薄荷、苏叶、甘草、生姜、大枣，重者用麻黄、桂枝等药。舌由白而燥渴，头痛，发热，小便不利，为病在太阳腑，法当用朱茯苓、泽泻、滑石、桂枝以利小便而清膀胱腑热。舌两间滑白或滑红，寒热往来，或呕，或聋，或口苦、胁痛，为病在少阳经。

少阳为枢，主半表半里，法当用小柴胡汤以调和阴阳表里。渴者，去半夏加花粉；火甚，加栀子。舌燥白，口渴甚，头额颅痛，面赤，鼻干，不眠，身热，肌肉重痛，自汗，为病在阳明经。

阳明为阖，主里，故在经者，法当解肌而清里热，用石膏、知母、花粉、甘草、米同煎。心烦，加连翘、竹叶；便闭，加秦艽；虚，加参、冬二味。舌根黄燥，口渴，发热，身痛，狂语，便闭，手足心濈然汗出，为病在阳明腑。轻者用秦艽、射干、玄参、花粉、梨汁、白茅、土瓜等汁以清热、养阴、润燥；重者用大黄、玄明粉、甘草；甚而胸腹满者，去甘草，加实、朴以荡涤腑热。

舌由红黄而燥黑，为热入脏腑，宜用黄连、栀子、丹皮、玄参、大黄、芒硝、薄荷、生蜜、梨汁、白茅汁等药急下之，以泻阳热而救阴液。阳亢甚，阴将绝，昏不识人，便闭，宜玄参（一两）、麦冬（一两）、秦艽（五钱）、生地、当归、花粉、芍药加梨汁、白茅等汁，以壮水制火、益阴泻阳。热结便闭，阴阳将离，昏乱欲死者，用猪胆汁（一二个）、葱汁和童便一杯，温服立通。凡舌黄枯燥，服下药得快利后，宜用地黄、麦冬、枣皮、杭菊、花粉、当归、玄参等养阴之剂，忌用阳药；但尚泻者，宜减秦归、地黄、玄参，加

---

① 苔：原作“胎”。据医理改。下同。

茯苓、葛根；邪火未宥，便闭者，再加秦艽、射干、山豆根；泻黄水者，加黄连、乌梅。

凡因攻热，服下利药，因而下利不止者，宜用葛根、杭芍、续断、诃子、茯苓、炙草、赤石脂等药以升阳止脱。而因下焦有热，加芩连；虚，加参。舌滑红如鲜血，不渴，为阴虚火旺。热在血分，血中之液足以供阳热之销灼，故不渴，且外不甚热，而其人自觉内热如火焚，致令血液日耗，身枯如柴，而治宜滋阴降火，可用玄参、地黄、玄参[①]、丹皮、栀子、土大青、葛根、梨子、白茅汁、甘蔗汁等类，以壮水制火、养阴清热。汗多，加五味、杭芍以敛阴液；白泻亦加，宜减玄参、栀子，再加牡蛎、续断，以潜阴止脱；骨热，加银胡、鳖甲，以退骨蒸；烦热，加黄连、竹叶清心止烦；便闭，加秦艽、射干以清里热。舌滑无苔，形如猪腰子，为真将绝，产后见之多死。治宜用熟地、枣皮、巴戟、苁蓉、锁阳、杭芍、龟胶、阿胶（烊化、忌炒）、参、苓以大补精气；口淡不渴，并可酌加熟附以补肾脏之真阴真阳。

舌苔厚白如渍粉，恶寒发热、头痛、身痛，为疫邪伏于膜原，宜用广子[②]、厚朴、知母、芍药、甘草、陈皮、草果，加青蒿、桃柳尖同煎，引邪达诸表里，以免入于膏肓。若舌苔厚白不减，是疫邪尚伏而不行，可连服上剂。舌由厚白而转为薄白，为邪疫传表，可用石膏、知母、甘草、竹叶、米，加青蒿、桃柳尖同煎，连服数剂，自然得汗。舌由厚白而转黄燥为疫邪已传里，可用射干、大黄、芒硝、枳实、厚朴等味急下之。舌苔红亮透明为疫邪表将入里，汗后多见此苔，宜用射干、玄参、秦艽、丹皮、花粉等类以清热解毒养阴。

舌苔灰白而厚润，为寒湿内蕴，宜用苍、附、姜、夏、苓、桂等类以温中散寒，健脾除湿。舌苔由灰白而转乌黄，形同嫩豆腐，润而不燥，为食饮内积，脾胃之阳将竭，宜用建中六君汤加酒药、山楂以温中健脾消食。舌苔根间或心中滑不上苔，为饮食积滞，宜煎酒药吞万应丸数分，随服上列健脾消食等药。胀者，加枳实；食积化热，神昏者，加酒炒黄连，为末，用淡药漱下。舌苔由灰白而转乌黄，口燥渴，为湿盛化热，宜用桂枝四苓加滑石、

---

① 玄参：原文如此，有重复，后同。

② 广子：即槟榔之果实。

半夏以健脾除湿，用桂以蒸动肾水，使津液上升而渴自止。便闭，加射干、枳实；甚者，用万应丸数分。舌灰白以下诸症：若渴而好饮热水为寒湿内蕴，故喜热饮以散之；又有漱水不能咽亦为寒湿内蕴，致津液不升，故口渴，而内寒实甚，故不喜饮水，可酌加姜、桂以散里寒而蒸腾水精使之上升；腹胀便闭，加射干、枳实；热甚心烦，加炒连。舌由灰白而转乌黑，润而不燥，为水盛侮火，真阳将绝，故肾水之黑色反见于心主之舌，治宜用姜、附、术、苓、夏、桂、草、枣等味以补火土而伐肾水之僭逆。舌由黄红而转燥黑，为火极似水，阳热亢甚，阴液枯竭，宜酌用上列舌黄燥黑等症，急用壮水制火之大剂下之，迟则火炽而阴绝矣。

舌间起小红点，为湿盛生热而生虫，宜用苍、苓、楂[①]、实、酒药以健脾除湿，用使君子（炮）、鹤虱（炒）、苦楝根皮（炒焦存性）、槟榔、白矾、雄黄以杀虫。湿热甚，加乌梅、黄连；便闭，加射干。舌起白点如芝麻而润滑，为脾胃之阳将绝，宜用姜、桂以及大枣、饴糖以健中土之阳。舌起红刺或白刺而燥渴，为毒邪内蕴，宜用山豆根、射干、栀子、黄连、玄参、薄荷等味以清热解毒。舌之病形不一，此不过论其大概，以识一斑，变而通之，神而明之，存乎其人矣。

舌为心之外表。

按：太阴脾之经脉上膈注心中，挟咽，连舌本，散舌下，故病则舌强而痛。少阴肾之经脉络心注胸中，循喉咙，挟舌本；任脉亦上交于舌，故舌胀即不解言，皆出于诸经之经气厥逆。但短缩属寒凝经脉，肿胀属热壅经脉，病源不同治法亦异。无论肿胀、短缩，可先煎牙皂、细辛、薄荷、冰片，化服万应丸数分。舌肿胀，用三棱针刺舌心出血，刺舌下二紫筋，擦以薄荷、冰片，酌服细辛、薄荷以散风寒郁热。郁金香能开窍散心气之郁结，蒲黄香涩以散热而行血消肿，黄连清火开郁而消心瘀，半夏之辛涤痰化结而发声，僵虫辛咸散风火郁热、消肿化结，桔梗苦辛以散郁热，远志辛能入心开窍散郁消肿，石菖蒲之辛除风湿而开心窍消肿。舌红有热，加丹皮，苦以凉血去

---

① 楂：原作“查”，当为笔误，据文意改。

瘀消肿；便闭，加射干泻实火涤痰消肿。舌短缩则太阴脾、少阴心肾之经气厥逆太甚，盖热则弦脉弛缓，寒则收引，此寒客经脉，故收引而短缩也。刺天突（胸骨上喉管下陷中），随穴旁灸数壮，宜用细辛以温少阴之经、散寒气之泣结，桂枝以散风寒、益心阳而宣通血脉，半夏之辛散寒痰泣结而发声音，干姜以温中散寒，川芎以舒筋而通血脉，当归生、活、通血。寒甚，加生盐附温少阴之经而驱除风寒湿邪。不能言，舌肿胀者，宜刺舌心、舌下天突、扶突（挟喉，人迎旁曲颊下一寸）、人迎（挟喉动脉）、丰隆（踝上七八寸络脉）、三里（膝下胻外廉三寸），随用薄荷、冰片擦舌，内服细辛散寒邪郁热，诃子（火炮）以散痰结而发音，郁金开窍散郁，僵虫散风火痰结，半夏涤痰结而发音，桔梗散热通音，牛蒡散热，远志、菖蒲开窍，蒲黄行血散瘀消肿，牙皂化痰开窍而发音。舌红有热，加丹皮；便闭，加射干。

厥，胸满面肿，唇漯漯然，暴言难，甚不能言。[①] **取足阳明胃：胃井厉兑**（足大指次指端）、**荥内庭**（足次指外间）、**俞陷谷**（足中指内间上行一寸）、**络丰隆**（去外踝八寸）。

按：足阳经胃脉，起于鼻頞，循面左右，环唇挟口；其支者，从大迎，循喉咙，入缺盆，下膈属胃。故其经气厥逆则面肿，唇漯漯然，不能言。胃之别络，名曰丰隆，去踝八寸，别走太阴；其别者，循胫骨外廉，上络头项，合诸经之气下络咽嗌。其病气逆则喉痹，卒瘖，故当刺胃之别络丰隆而并取其井、荥、俞，以泻其经气之厥逆也。是故面肿，唇漯漯然者，风壅也。可酌白芷、防风、僵虫以散上逆之风火邪热。胸满者，阳气厥逆也，可用石膏、枳实降上逆之阳邪。言难、不能言者，痰随火涌，壅泣其经脉，致会厌、颃颡、悬雍垂者发声音之枢强硬也，可用半夏涤上逆之痰、发声，诃子化痰，桔梗散郁热，牙皂化痰开窍，射干泻实火、行积痰、散咽喉肿痛，便闭，加秦艽。不瘥而发热口渴便闭者，用大黄、芒硝、枳实、黄连、栀子、薄荷以荡涤脏腑壅热也。

厥气走喉而不能言，手足清，大便不利。[②]**取足少阴肾：肾井涌泉**（足心

①② 均出自《灵枢·杂病第二十六》。

中央）、**俞太溪**（内踝后跟骨上动脉）。

按：肾之经脉，其直者，从肾上贯肝膈，入肺中，循喉咙，挟舌本。而肾者至阴也，积阴之所聚也，故其厥气上逆，则寒气客于胸中而不泻，致温气去，寒独留则血凝泣，凝泣则脉不通，故其厥气走喉而不能言。而肾主二便，阴气厥逆，收藏太过，无阳则阴无化，故大便不通。甚至诸阳所出之手足皆被阴寒凝泣而手足为之清，故当本病在脏，取之井。五脏有病取诸十二原之旨，而取其井、俞。内服细辛、生附以温少阴之经而散寒回阳，桂枝通心阳以行血液而宣布阳气于四肢，二术、干姜以温中土而利水邪，茯苓以伐肾邪之上逆，其他涤痰开窍之半夏、诃子、牙皂、菖蒲、远志等味，可据症酌用，并可用万应丸以直驱水邪而利二便也。

暴瘖，气硬[①]**，取扶突**（曲颊下一寸）**与舌本出血，舌心、舌下、哑门**（项上发五分）。

按：阳明大肠之脉由手上肩，上出于柱骨之会，下入缺盆，络肺下膈，属大肠。其属庚金，其气燥，与肺脏腑相连，故其燥热之气上逆熏蒸肺脏，致令人暴瘖而气硬。而当取其所入之扶突及舌本出血，以泻其逆气而病自已。可用薄荷以散风热，桔梗、牛蒡以散肺脏郁热，黄芩以泻肺与大肠之火，麦冬、天冬以壮水制火、宣肺润燥，秦艽、射干以荡涤大肠之热，蜜与梨、白茅等汁以润燥。若燥热便闭，可并用芩连、大黄之苦以泻之。

手少阴之别，名曰通里（去腕一寸半）**，别而上行，循经入于心中，系舌本，属目系。其实则支膈**[②]**，虚则不能言。取之掌后一寸，别走太阳也。**[③]

按：手少阴心君之脉，从心系，上挟咽，而其络脉通里，循经入于心中，系舌本。心开窍于舌而主血，心包主脉，故其经气虚则血脉不荣于舌本，而舌缓不能言。故当补心络之通里，俾心藏之精气上至于舌。而治宜用远志、菖蒲以补心气而利九窍发声，桂枝以益心阳通血脉，当归生新血而通血脉，枣仁、柏仁以补心虚而能开窍，茯神以宁心神而伐肾邪，苁蓉、熟地补精血，

---

① 出自《灵枢·寒热病第二十一》，原文为“气鞕”，“鞕”为“硬”的异体字，故改。

② 膈：原作“隔”，据《灵枢·经脉第十》径改。

③ 出自《灵枢·经脉第十》。

熟附子补真阴真阳，使肾脏之精气上济于心，细辛温少阴之经、通经气而利九窍，俾心气充足，庶机关灵活而声音自出矣。虚而有火，加麦冬、竹叶；虚而寒，加益智、肉桂治之可也。

口瘖不能言，足废不能行，此少阴气厥不至，名曰风痱。

按：手少阴心为君主之官，五脏五腑之大主，神之舍也，而心主血脉，脉神会是，故心君泰然，则百体从令。若一厥逆，则百骸无主，失其运用之神机矣。

又按：足少阴肾主液，以荣五脏，五脏之精气，皆藏于肾，其脉络心，注胸中，循喉咙，挟舌本，其经气厥逆，故口瘖不能言。而肾主骨髓，肾液竭绝，不注于骨，致骨属失其作用，故头为之倾，脊为之屈，手足为之废而不用也。故经云：内夺而厥，则为瘖痱。此肾虚也，少阴不至者厥也。此病或得之劳苦太过，热气熏胸中致阴气里微、津液虚竭；或汗出过多致伤心液，心伤则血脉不充；或得之房劳太过，精气竭绝，水火不济，致神志失守。故治当峻补水火之脏以复其神志也。治用熟地黄、苁蓉以补阴精而益骨髓，附子以补真阴真阳，使肾藏之精气上济于心，桂心以益心阳而宣通血脉，枣皮固精秘气，巴戟以补阴精而除风湿，远志、菖蒲以补心气而利九窍，续断强筋骨而利机关，细辛温少阴之经，当归补心虚而通开血脉。若虚而内热，加麦冬、丹皮；便闭，加秦艽及五汁；骨蒸，加知母、土古[①]。

暴瘖

帝问：人之卒然忧恚而言无音者，何道之塞？岐伯曰：咽喉者水谷之道也，喉咙者气之所以上下者也，会厌者声音之户也，口唇者声音之扇也，舌者声音之机也，悬雍垂者声音之关也，颃颡者分气之所泄也，横骨者神气之所使，主发舌者也。故人之鼻洞涕出不收者，颃颡不开，分气失也。是故厌

① 土古：土地骨的别名，即枸杞根，性凉、味甘，功能清骨火，退热。

小而疾薄，则发气疾，其开合利，其出气易；其厌大而厚，其开合难，其出气迟，故重言也。人之卒然无音者，寒气客于厌，则厌不能发，发不能下至，其开合不至，故无音。[①]

按：会厌即肺管上活动脆骨，所以司呼吸开合，蔽饮食入肺，悬雍垂在颃颡之外，形如小舌，颃颡在小舌之后上间，肺气通于鼻气之薄膜，横骨，会厌下之脆骨。

舌纵涎下，烦悗，取足少阴：[②] **肾合阴谷**（膝内辅骨之后，大筋下小筋上）。

按：足少阴肾经之脉，其直者，从肾上贯膈，入肺中，循喉咙，挟舌本。而肾主五液以润五脏，在本脏为唾，在脾为涎。故肾脏之气有余则上乘于心，致心神失守，心主之舌为之纵下而不知收；乘于脾则水溢土中，致循经上潮而涎为之下；且肾水之气上凌心火，致心神不宁而烦闷。故当本经久肿满而血者取之合，而取之肾合阴谷，以泻肾脏经气之入也。酌用桂枝以益心阳而伐肾邪，茯苓以益肺肾、伐肾邪而宁心神，术、草以益中土之气，俾能约束宗筋而利机关，则诸症自已。若伐肾邪，万应丸元为对敌良将也。

中热而喘，取足少阴、腘中血络（委中间血络）：[③] **肾井涌泉**（足）、**荥然骨**（内踝前骨下）、**络大钟**（内踝后绕跟）。

按：脉解篇载，少阴所谓呕咳上气喘者，阴气在下，阳气在上，诸阳气浮，无所依从，故呕咳上气喘也。据此，乃阳气独治于上，不下交于阴，阴虚生内热，故热中。阳盛于上而无阴以翕之，诸阳气浮，故喘。而诸阳皆起于足下而聚于足心，阳根于阴，故当取少阴之井荥络以疏通脏腑阴阳之气，及太阳之合以引阳气下交于阴也。治用细辛、桔梗以疏通阴阳而散郁热，麦冬、五味以益阴液而除热定喘，杏仁、葶苈、旋覆以降上逆之气，参、草、茯苓以补虚和中。内热甚，加射干、黄柏；口渴，加知母。若脐下动气上冲而喘，此则肾气上逆，又当主用桂、术、苓、枣以益中土而伐少阴、太阳上

---

① 出自《灵枢·忧恚无言第六十九》。
② 出自《灵枢·寒热病第二十一》。
③ 出自《灵枢·杂病第二十六》。

逆之水邪也。

咽痛、咽闭、嗌肿、喉痹、舌疮症治

按：上焦出于胃上口，并咽上至舌下，故手少阳三焦是动则病耳聋，浑浑焞焞，嗌肿喉痹。手太阳小肠之脉络心，循咽下膈[①]，抵胃，属小肠，故是动则病嗌痛、颔肿，不可以顾。足阳明胃脉，起于鼻之交頞中，旁约大肠之脉，下循鼻外，左右挟口，环唇，下交承浆；其支者从大迎，循喉咙，入缺盆，下膈，属胃络脾，故病则口㖞、唇胗[②]、喉痹。手阳明大肠，其支者，从缺盆，上颈贯颊，入下齿，左右挟口，交人中，挟鼻孔，故是主津液[③]所生病者，目黄、口干、鼽衄、喉痹。足少阴肾经之脉，其直者，从肾上贯肝膈，入肺中，循喉咙，挟舌本，故是所生病口热舌干、咽肿上气、嗌干及痛。足厥阴肝经之脉，循喉咙之后，上入颃颡，故病甚则嗌干，一阴一阳结谓之喉痹。膀胱移热于小肠，膈肠不便，上为口糜。[④]

详考咽嗌喉咙生病，不外此诸经感邪致经气郁结，泣而不行，故或肿痛，甚而为痹，为痘，而药可酌用薄荷、荆芥之辛凉以散气血泣结，桔梗、牛蒡之苦辛以散结清热，牙皂、半夏以涤痰化结开窍，郁金以宣通郁结，僵虫以散结软坚、涤痰，和以甘草，使以姜、枣以调和荣卫。感受风寒而发者，加后开各经引经药；感火热而得者，加各经凉药及射干、山豆根以清热散结。且无论寒热皆可先煎薄荷、牙皂吞服万应丸数分，以去脏腑经隧之痰涎也。发于少阳加柴胡以引邪达表，热加栀子。太阳加防风，热加黄连、丹皮。阳明加葛根，热加秦艽、石膏。少阴加细辛，热加黄连、知母。厥阴加川芎，热加栀子、丹皮。虚火上炎加玄参，腑热便结加射干，热甚加大黄，痰涎甚加诃子、枯矾。

---

① 膈：原文为“隔”，形近致误，径改。

② 唇胗：胗，疮，红肿也。音zhēn。

③ 津液：按《灵枢·经脉第十》，大肠经的病变应为“是主津所生病者”。

④ 出自《素问·气厥论第三十七》。

咽嗌口舌生疮，酌照本篇及舌肿加减治之：破烂者，用天茄子叶、黄花地丁及枯矾煎水洗（枯矾后加）。喉痹、喉痘，用筷按其舌，以三棱针刺其肿处出血，泻热以免成痈塞喉，用溺罐内白垢焙干，和冰片、细辛、牙皂为末，用一细管吹入肿处。嗌痘，不可内食，无故善怒，气上走贲，此邪客于足少阴[①]之络，缪刺足中央之脉各三痏、涌泉穴，凡三刺立已。怒，加栀子；气逆，加青皮。嗌中肿不能内唾者，缪刺足少阴然骨（内踝前骨下）前出血立已。嗌干，口中热如胶，取足少阴肾井涌泉（足心）、络大钟（内踝后远跟间）。嗌干，口热，加麦冬、黄连、知母、玄参。喉痹舌卷，口干，心烦，臂外廉痛，手不及头，此邪客于手少阳之络，刺手中指端中冲穴、手次指爪甲上与内交者关冲穴。口干、心烦重，加栀子、黄连、麦冬、玄参，用梨汁等煎药。气逆，喉痹，卒瘖，此邪客足阳明之络，泻丰隆（去外踝八寸）。气逆，加旋覆花、枳实；甚者用大承气汤下之。

喉痹不能言，取足阳明。[②]

按：胃脉，从大迎循喉咙，故痹不能言。胃井厉兑（足大指端）、络丰隆，合三里（膝下三寸）、入人迎（挟喉动脉）。用药加诃子、远志、菖蒲。热甚，加射干。

喉痹能言，取手阳明。[③]

按：大肠之脉不至喉咙，故虽病痹亦能言，大肠荥二间（食指本节前）、原合谷（大指岐骨间）、入扶突（曲颊下一寸）、经阳溪（合骨下两筋陷中）、络偏历（去腕三寸络脉）。咽痛或生疮不能言者，刺同舌肿不能各穴。方用半夏（三钱）醋煮取汁半盏，用鸡蛋清一个，同半夏汁微火煮半生半熟服之。病甚者日服三次。无效，酌照舌病不能言治之。咽闭不能吞物，或牙关不开者，可用艾灸牙关数次，随用酸矾或乌梅擦牙撬开，用细辛、半夏、诃子、枯矾研为细末，另捣葱、姜取汁半盏，将病者牙撬开，用鸡翅毛蘸葱姜汁，又粘细辛等末药内入喉中，探绞取出，擦去痰涎，如是数次，若病者发哕出

---

① 足少阴：原作“足少”，据下文治疗取用“涌泉”等足少阴肾经穴位，径补为“足少阴”。

②③ 均出自《灵枢·杂病第二十六》。

声则咽闭者已开，随用开水调前末药，和葱姜汁灌之便可入咽。以后当用何药治之，自然能入口矣。属于痰涎凝滞者，可先吞万应丸数分，随服苍、陈、参、夏、桔、姜、玄参、花粉、麦冬、竹沥、梨汁、白茅汁与蜜等类。甚而烦躁、便闭者，急用硝、黄、栀、艽、射、荷下之也。

口㖞目斜

按：足之阳明、手之太阳筋急则目为僻，皆急不能卒视。又，足阳明之筋，上颈，挟口，筋急引缺盆及颊，卒口僻，急则目不合，热则筋纵目不开，寒则急引颈入口。手太阳之筋属目外眦，应耳中鸣痛引颔，目瞑良久乃得视。查此三经之经脉经筋挟口属目，而其经脉则左之右，右之左，左右互交。而阳明者，主约束宗筋而利机关者也，阳明虚，则宗筋驰纵，百脉不引。水谷之精气不营于口目，为风寒虚邪所客，故寒邪客于左则左急而牵引，同为热邪客于右则右缓而驰纵。故寒则口缩而目不合，热则口纵而目不开。故缓者刺之以泻热邪，急者灸之以祛寒邪。急用桂、姜、灵、辛熬膏以涂之，用桑枝作钩以钩之，治用萆薢以除阳明之风湿，强筋骨而利机关，桂枝（五钱，热减二钱）以宣通血脉而散风寒，当归以生活血而宣通血气，俾能充固，五加以除风湿而强筋骨，炙草以调中气使归于平，姜、枣以和荣卫。腑热，加秦艽以除风湿、祛脏腑之热而益阴润燥。脏腑寒，加苍术以升阳补土而除风湿，生附以温经而除风寒湿邪，并可先煎白芷荆芥汤化服万应丸数分，以祛除脏腑经隧间痰涎秽污，庶水谷之精气得以输灌而无滞也。

岐黄续篇卷三终

岐黄续编　卷四

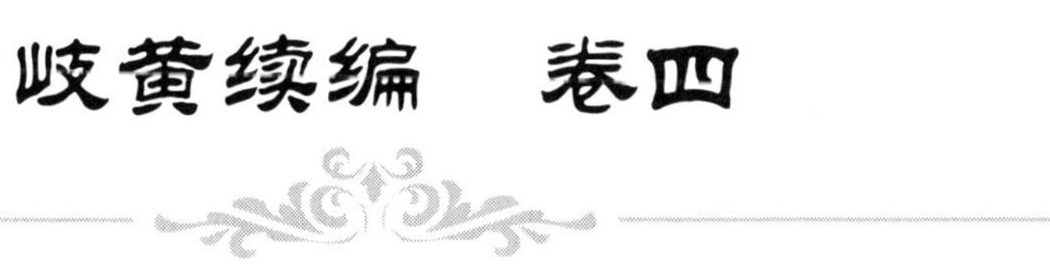

胸腹论及症治

按：胸中者心肺之所居，宗气之所出，所以司呼吸而行荣卫阴阳者也。如太虚清虚不可少有阴云布散于其间，以致晦气弥空，日月无光，故阴气上逆，即清阳不升而眩冒、䐜胀诸疾生矣。至若腹中者，脏腑之所居，而六腑者，所以内输水谷、化其精微、灌溉脏腑形身者也。是故胃为水谷之腑，五味出焉。小肠[①]为受盛之腑，化物出焉。大肠为传道之腑，变化出焉。胆为中精之腑，谋虑出焉[②]。膀胱为州都之腑，津液藏焉，气化则能出矣。三焦为中渎之腑[③]，水道出焉。而三焦属肾，肾上连肺，故将两脏而主水道，属膀胱，是孤之腑也。而上焦出于胃上口，以上贯膈而布胸中，走腋，循太阴之分而行，还阳明上至舌下。足阳明常与[④]荣俱行于阳二十五度，行于阴亦二十五度，而复太会手太阴肺。中焦亦并胃中，出上焦之后。此所受气者，泌糟粕，蒸津液，化其精微上注于肺脉，乃化而为血，以奉生身，莫贵于此，故独得行于经隧，命曰营气。故谷入于胃，其精微者先出于胃之两焦以灌五脏，别入两行。荣卫之道，其大气之抟而不行者积于胸中，命曰气海，出于肺，循喉咙而行呼吸焉。下焦者，别回肠，注于膀胱而渗入焉。是故上焦如雾，宣五谷味，熏肤、充身、泽毛，若雾露之溉而为气，腠理开泄，汗出溱溱而为津。中焦如沤，谷入气满，淖泽注于骨，骨属屈伸，泄泽补益脑髓而为液。中焦受气，取汁变化而赤为血，壅遏营气，令无所避，是为脉。而营出中焦，卫出下焦，荣行脉中，卫行脉外，荣周不休，五十而复大会，阴阳相贯，如环无端。是五脏六腑皆三焦所历络，而三焦者，即联络脏腑之脂膜，通会肌肉之薄膜，而三焦主气与火，为决渎之官，水道所出。故肠胃所入水谷，非三焦之火气不能化物而变，蒸腾其精微充周于形身而为津液气血色脉。但上

① 小肠：原作“水肠”，据下文“受盛之腑，化物出焉”径改。

② 谋虑出焉：原文如此，据《素问·灵兰秘典论第八》应作“决断出焉”。

③ 中渎之腑：据《素问·灵兰秘典论第八》应作“三焦者，决渎之官，水道出焉”。

④ 与：原作“以”，据文意当作“与”，疑因方言发音相同而致误，径改。

焦之火气太甚，则上熏头目耳鼻口齿而作痛，或炽咽嗌而为喉痹，蒸灼心肺而为消渴、喘咳，伤阳络则为呕血、衄血。中焦之火气太甚，则胃中水谷之津液悉被销烁，而为热中、消瘅。下焦之火太盛，则伤大肠所主之津而下白脓沫，伤小肠之液而下脓血，或火气协肠胃之津液下夺，而为下利纯臭清热水，甚而伤阴络则血内溢而纯下鲜血，伤膀胱而为癃闭或红白淋也。至若上中二焦之火气衰微，不能升腾水谷之精气充周四布，泣于心胸胁间而为痞痛。中下二焦之火气衰微，不能蒸化水谷，致停滞肠胃而为胀满、膈噎、哕逆、霍乱，或泄泻完谷，或泣于膜间而为瘕疝。或不能蒸水上升而遗溺，甚至下焦不固，关闸不藏，在男子发为滑精，女子发为崩漏带下也。夫三焦为六腑之一，有名有形，关系于人身脏腑。若此乃王叔和不谙岐黄灵兰奥旨，谬传三焦有名无形，以一盲而引众盲，惜千年瞶瞶，无有能破其迷关而阐其奥者，钐故详论及之。

至若清阳出上窍，浊阴出下窍，阴气在上即生䐜胀，阳气在下发为飧泄。[①] 故阴气上逆，宜抑而降之；阳气下陷，宜升而举之；阴阳混乱，则从而分道升降之。是故身半以上为阳，凡胀满疼痛等症，皆阴邪之上逆也，而治则宜用薤白、甜酒汁、姜、桂、术、参以扶阳，半夏、枳实、甘遂等类以降阴邪。身半以下为阴，凡阳澼、下利、癃闭、脱肛，皆阳邪之下陷也，而治则宜用柴、葛以升阳，栀子、芩、连等类以益阴，俾阴阳和翕，阴交于阳，阳交于阴，斯为平人。至于胃中热，则令人消谷、心悬、善饥、脐以上皮热，而治则宜用花粉、知母、橄榄、麦冬、梨汁、白茅等汁以养阴抑阳，热甚则用大黄、芒硝、甘草以荡涤积热而调和胃气。肠中热，则出黄如糜，而治则宜用秦艽、黄连、乌梅、芍药、木通之类。胃中寒则腹胀，而治则宜用苍、陈、益智、桂枝、酒药、参、草、姜、枣、饴糖之类。肠中寒则肠鸣飧泄，脐以下皮寒，而治则宜用砂仁、草果、益智、干姜、赤石脂、酒药、参、术、苓、枣之类。胃中寒肠中热，则胀而且泻，而治则用苍、陈、夏、厚、酒药、山楂、葛根、芍药、黄连、乌梅之类。胃中热肠中寒，则病饥，小腹胀，而

① 出自《素问·阴阳应象大论第五》，“清阳出上窍，浊阴出下窍”“清气在下则生飧泄，浊气在上，则生䐜”。

治则宜用花粉、知母、橄榄、麦冬、茴香、蛇床、砂仁之类。故治此者，春夏阳有余，当先治其标之热，后治其本之寒；秋冬阴有余，当先治其本之寒，后治其标之热也。

气满胸中，喘息而支胠，胸中热，此邪客于手阳明之络。缪刺手大指次指爪甲上商阳，如食顷立已。[①]

按：手阳明大肠之脉，起于手大指次指之端，循经上行，上出于柱骨之会，下入缺盆，络肺下膈属大肠，与手太阴肺相为表里。故气满胸中，喘息而支胠，胸中热者，当责之由于大肠之燥气循经上干肺脏，故当取其经气之所出商阳。治宜用黄芩以泻其上逆之火，旋覆以降其上逆之气，麦冬以益肺清金而润燥，桔梗以散肺脏郁热，枳实以推除阳明之积而降气散满，秦艽、射干以清阳明之燥而益脏腑之阴。若症见头痛口渴，又当加石膏、知母以清足阳明表里之热也。

阳逆头痛，胸不得息，取之人迎（挟喉旁动脉，胃脉所入）。[②]

按：胃主行气于三阳，而胃脉入于人迎，故三阳之盛衰，皆变见于人迎，而阳逆头痛胸满不得息者，当取之以泻其经气之所入也。阳明为多血多气之腑，宜用石膏以降其循经上逆之阳邪，秦艽、射干、枳实以荡涤其在腑之积热。若内热甚便闭者，是阳明之气血皆实，可用厚朴、枳实、芒硝、大黄以泻其气分血分之盛热也。

气逆上，刺膺中陷者与下胸动脉：[③] **旋玑**（天突下一寸六陷中）、**玉堂**（膻中上一寸六）、**膻中**（两乳中间）、**气户**（巨骨下陷中去中四寸）、**库房**（气户下一寸六陷中去中四寸）、**屋翳**（库房下一寸六陷中，去中四寸）。

按：阳明行人身之前，其气会于气街，而冲脉者亦起于气街，并少阴之经挟脐上行，左右挟脐五分，至胸中而散。故冲脉为病，气逆而里急。任[④]

---

① 《素问·缪刺论第六十三》："邪客于手阳明之络，令人气满胸中，喘息而支胠，胸中热，刺手大指次指爪甲上。"

② 《灵枢·寒热病第二十一》："阳逆头痛，胸满不得息，取之人迎。"

③ 出自《灵枢·杂病第二十六》，同原文。

④ 任：原作"壬"，形近致误，据奇经八脉名称径改。

脉者，起于中极之下，与督脉会于会阴，而冲任又与足阳明会于气街，而阳明为之长。是故气逆者，皆其经气之上逆也，故当刺阳明、冲、任膺中陷者以泻其上逆之经气。阳明之阳邪上逆，酌照前症用药。若挟少阴之阴邪上逆而痛者，又当用桂枝、茯苓以伐肾邪之上逆而下其冲气，苍术以益土而制水，甘草以和中，芍药以敛阴，枳实以降气也。

冲任气逆，上气有音者，治其喉中央，在缺盆、天突。论同气逆上，治亦同。其病上冲喉者，治其渐，渐者上挟颐也，人迎挟喉动脉。论同阳逆头痛，治亦同，但易石膏为葶苈、旋覆、杏仁耳。

气逆上，胸中喘息，取足大指内侧端隐白，寒，留针；热，急出针；气下乃止。[①]

按：足太阴脾脉，起足大指内侧端，上行入腹，属脾络胃上膈；其支者，复从胃别上膈，注心中。而脾主地气，肺主天气，地中湿土之气升腾弥漫，上干清阳，至气满而胸中喘息，故当取太阴之所出隐白，视其寒热行补泻之法，必气下乃止也。治用苍术以升散太阴之逆气，陈皮、厚朴以降阴湿而温中散满，芍药以泻湿土，收敛其阴，勿使上逆，甘草以和中气。寒，加草果、干姜以温散太阴之寒。热，加枳实、射干以荡涤湿中之热也。

阳气大逆，上满胸中，膹胀息肩，喘喝坐伏，取之天容（胆入，耳下曲颊后）。[②]

按：足少阳胆脉，下颈，合缺盆，以下胸中，贯膈络肝属胆。而少阳主火，火气循经上逆，上干肺脏，至胸中膹胀肩息，喘喝坐伏。故当取之天容以泻胆腑经气之入也，治当本经曰“其在上者，因而越之”法，用栀子十二枚（研），豆豉半杯以涌吐在上之阳邪。不瘥者，则用青皮以平木气之太过，吴萸以泻阳气之实满，大黄以泻阳热之亢甚。

---

① 《灵枢·热病第二十三》：“气满胸中喘息，取足太阴大指之端，去爪甲如薤叶，寒则留之，热则疾之，气下乃止。”

② 《灵枢·刺节真邪第七十五》：“阳敢大逆，上满于胸中，愤瞋肩息，喘喝坐伏……取之天容。”

咳而上气，穷诎胸痛，取之廉泉，舌下血变而止。[①]

按：少阴肾脉，其支者，从肾上贯肝膈，入肺中；其支者，从肺出，络心，注胸中。故是动则病咳喘。肾所生病，则上气烦心，心痛。故咳而上气，穷诎胸痛者，当取少阴之根廉泉以泻其血，视血色变正，而后止针也。治宜用细辛以温散少阴之风寒郁热，五味子以敛肾气之上逆而宁肺止咳，茯苓以益肺胃而伐肾邪，半夏以涤水饮，甘遂以驱除肾水之横流。寒，加桂枝以伐肾邪，干姜以温中。热，加枳实以推除湿热也。

胸中胀痛，此阴气上逆，清阳不升也。得之忧思郁结，悲哀惊恐，气不宣畅所致。而治宜用半夏以涤痰饮而降阴邪，瓜蒌仁以降郁热，薤白、生姜、甜酒以升清阳，俾阳升阴降而诸症自已。方用半夏五钱、瓜蒌仁三钱研，生姜五钱，甜酒汁一杯，薤白十数枚捣细。用热药汤冲服，此方能治久年心胸痛连背。

胸中痛连背，下连心腹胀痛，此痰饮内结，致气不宣畅，用攻饮之剂。方用半夏五钱、瓜蒌仁三钱（研）、甘遂一钱（研）、枳实四钱（研）。夹热者，加酒炒黄连一钱，研细，用淡汤漱下。寒甚者，加干姜五分，盐附三五分。痛时四肢冷者，加桂枝三分。痛连胁，加吴萸二分，哕逆亦加。

胸中懊侬烦闷，反复颠倒，此为阳邪结于阳位，当本经文"邪高者，因而越之"法，涌吐以散阳邪。方用栀子十二枚（研）、淡豆豉半杯煎服，探引吐出胸中积聚之邪而病自已。虚者，加炙甘草三分，汗多及溏泻人忌服。

胸中痛，心下至小腹胀痛，手不可近，按之痛甚者，此为痰饮与阳邪搏结于心胸肠之间，为大实，宜急下之，而宜用半夏、甘遂以攻积饮，枳实、大黄以攻涤实热也。方用半夏五钱，甘遂一钱（研），枳实五钱（研），大黄五钱（酒浸）。

心腹胀满，吞酸、呃逆。

按：胃寒则食饮积而不化，故胀。肝胆木气太过，木横克土，土病不能消化饮食，故吞酸。胃中有故寒气，与新入之谷气相逆，故为哕。治宜用半

---

① 《灵枢·刺节真邪第七十五》："黄帝曰：其咳上气穷诎胸痛者，取之奈何？岐伯曰：取之廉泉。黄帝曰：取之有数乎？岐伯曰：取天容者，无过一里，取廉泉者，血变而止。"

夏以涤痰饮而健脾益胃，吴萸之苦辛以升降木气之太过而止吞酸哕逆，参、草、姜、陈以益中气而温中散寒，藿香以散秽和中温中止痛，姜、枣以调和荣卫阴阳而诸症自已。方用半夏五钱，吴萸二钱，陈皮、干姜、党参各三钱、炙甘草二钱，生姜六钱，大枣四枚。胀甚，加枳实三钱；有寒，痛时肢冷者，加桂枝三钱；寒结便闭，加硫黄末五钱漱服；有热，加酒炒黄连一钱、黄芩二钱。上各症可先煎甜酒药汤化服万应丸数分，以驱除积饮，得利止痛。

心腹绞痛，上吐下泻，四肢厥逆，此寒邪客于三阴，阴气厥逆，致阳气竭绝，故上厥下厥，宜速用桂、附以温经益阳而驱除寒邪，苍术、干姜以温中而散寒，半夏以涤饮而和阴阳，芍药以敛阴，参、草、姜、枣以益中气而调和阴阳，俾各安其位而吐泻自止。否则吐不休而阳绝于上，泻不止而阴绝于下矣。故宜用峻剂以抑阴复阳也。方用桂枝五钱，附子一枚（炮洗去盐），苍术、半夏、干姜各五钱，芍药三钱，党参五钱，炙甘草三钱，生姜一两，大枣六枚。

心腹绞痛，上吐下闭，或渴欲饮水，水入即吐，药入亦吐，大便不通。

按：此症由于阴阳混乱，清浊相干，故痛。胃中积饮不化，阴邪上逆，故吐。阴盛则真阳埋没，无阳则阴无以化气，故内关不通。而治宜用参、枣、姜、桂以健中气而调和荣卫阴阳，半夏、吴萸、干姜以涤痰饮而降阴邪，酌加黄连以平厥阳之火。方用半夏五钱，桂枝三钱，吴萸二钱，党参、干姜各三钱，生姜六钱，大枣六枚，黄连一钱（酒炒，研细漱服，有寒减数分）。舌苔红燥，减桂枝，吴萸另煎少加入和服。若仍吐者，宜全数加入，盖以太阳主开，关格者，非桂枝不能宣通阳气而开之，厥阴主阖，阖者非吴萸之能升能降者不足以启之也。

凡治此病可用鸡毛探吐，水尽方可服药。可先煎藿香三钱、甜酒药五钱、生姜五钱，煎汤化服万应丸七八分，随漱服硫黄末三钱，后服半夏等药。服药已不吐，便仍不通，可寻打屁虫三五个，生就碗内捣细，用开水冲入，去渣服汁。若再不通，再照前煎万应丸一钱，硫黄五钱。大便通后，胃阳虚者，可服参、术、苓、草、陈、芍、姜、枣、酒药、山楂之类。阴阳俱虚，津液不生者，可服熟地黄、山茱萸、茯苓、肉桂、附片、丹皮、泽泻、麦冬等类。

凡痛症，外烘旧鞋于衣外，轮换蒸熨痛处，熨到汗出，则津液流通，自痛减而便通矣。凡痛症，大便通后，宜食粥饭一二日，不可骤食肉食水果。

按：腹痛多由于饮食积滞，故宜消食健脾也。

卒心痛暴胀，胸胁支满，此邪客于足少阴之络。无积者，刺然骨之前出血（内踝前大骨下）**，如食顷已，则缪刺之，新病五日已。**[①]

按：少阴肾脉，其支者从肺出，络心，注胸中。

又按：少阴之络，循经并走于心包下，其病气逆则烦闷，故卒心痛暴胀、胸胁满、无积滞等症者，当缪刺少阴之荥然骨出血，以泻其经气之厥逆也。药用桂枝以通心阳和荣卫，菖蒲以除水邪补心气而通心窍，茯苓以益肺胃宁心神而伐肾邪之凌心，苍术以温中土而制水邪，炙甘草、大枣以益土而调和中气，吴萸、枳实以驱除上逆之阴邪，而胀痛自已。若少阴有积者，又当用万应丸以攻除积饮也。方用茯苓五钱，桂枝、苍术各三钱，菖蒲、吴萸各二钱，枳实三钱。

厥心痛，与背相控，善瘛，如从后触其心，伛偻者，肾心痛也。先取京骨、昆仑，膀胱原京骨（足外侧大骨下）、**经昆仑**（外踝后跟骨上）。**发针不已，取然骨**（内踝前大骨下）。[②]

按：少阴肾脉，络心，注胸中。其支者，贯脊属肾，络膀胱。而诸阴者，起于足下而聚于足心，故厥者当责之少阴之邪盛。厥心痛，与背相控，善瘛，如从后触其心，伛偻者属肾心痛，肾与膀胱脏腑相连，而症亦兼见。故当先取太阳之原经，不已，而后取少阴之荥也。可用附子以温少阴之经而散阴翳，桂枝以益心阳而宣通诸阳之气，茯苓以伐少阴上逆之水邪，苍术以温土而制肾邪，干姜、大枣以温中土而和荣卫也。

厥心痛，如以椎刺其心，心痛甚者，肾心痛也，取之然骨、太溪。肾荥

---

① 《素问·缪刺论第六十三》："岐伯曰：邪客于足少阴之络，令人卒心痛，暴胀，胸胁支满，无积者，刺然骨之前出血，如食顷而已，不已，左取右，右取左，病新发者，取五日已。"

② 出自《灵枢·厥病第二十四》。

然骨（内踝前大骨下），**俞太溪**（内踝后跟骨上陷中动脉）。[1]

按：少阴肾脉，络心，注胸中。其络并走心包，而少阴心肾，脏属水火，原相济而不可相乘，故厥心痛，如以椎刺其心者，当责之肾邪干心，而当取肾之荥然骨，俞太溪也。酌用桂枝、菖蒲、茯苓、苍术、益智、干姜、大枣。寒甚，加附子等类治之也。

厥心痛，腹胀满，胸满，心尤痛甚，胃心痛也。**取之大都、太白**。[2]**脾荥大都**（足大指本节后陷中）、**俞太白**（腕骨下）。

按：太阴脾脉，其支者，复从胃别上膈，注心中。故是动则病胃脘痛、腹胀。脾生病，则心下急痛，故当本"荥俞治外经，五脏有病取诸十二原"而取其荥大都、原俞太白也。药用桂枝以通心阳、行血脉、和荣卫而散上逆之阴邪，苍术以升散太阴脾经之郁邪，厚朴、陈皮以温中土而散满，益智、草果以祛太阴脾寒而温中补心，兼舒气止痛，干姜、大枣以温中而和荣卫也。

厥心痛，色苍苍如死状，终日不得息，肝心痛也。**取之行间、太冲**。[3]**肝荥行间**（足大指间）、**俞太冲**（行间上二寸陷中动脉）。

按：厥阴之脉，从肝贯膈，上注肺，其属木，其色苍，故心痛而色苍如死。终日不得息者，当责之木气乘其所生之心、所不胜之肺，而当取肝之荥行间、俞太冲以泻其经气之厥逆也。药用桂枝以通心阳而平肝风，吴萸、青皮以散肝郁而降肝气之厥逆，川芎以散肝郁而补肝虚，秦归以生血活血而舒气止痛也。

又按：厥阴者，阴之尽，阴尽则阳复，故寒厥者又当加附子、干姜以温中而回阳，热厥者加黄连、芍药以益阴也。

厥心痛，卧若徙居，心痛间，动作益甚，色不变，肺心痛也。**取之鱼际、太渊**。[4]**肺荥鱼际**（手寸口上一寸）、**俞太渊**（鱼际下一寸，寸口横纹）。

按：肺主行荣卫阴阳，经曰，食气入胃，浊气归心，营精于脉，脉气流精，精气归于肺[5]，今肺气厥逆，不能行心之精气于荣卫阴阳，故令心痛。肺之治节不行，故卧若徙居，动作则痛益甚。但厥逆在肺，而不在其所主之皮

---

①②③④ 均出自《灵枢·厥病第二十四》。

⑤ 肺：原作"肝"，据文意及《素问·经脉别论第二十一》径改。

毛，故色不变，而当取肺之荥鱼际、俞太渊也。药用桂枝以通心阳、行津液而和荣卫，桔梗以散肺郁而开提肺气，干姜以温散肺脏寒邪，参、草、姜、枣以益中气而调和荣卫阴阳也。

真心痛，手足青至节，心痛甚，旦发夕死，夕发旦死。[①]

按：心者，君主之官，神明出焉。又，心者，五脏六腑之大主，神之舍也，不可有伤，伤则死。故真心痛，则大主已伤，而手足者，神气之所游行出入者也，心伤则神气竭绝，血脉不荣于四肢，故手足青至节；痛甚者，主半日死也。可针灸心包之内关及十指井，以期神气来复也。药用桂心以益心阳而行血脉，菖蒲、远志以温心气而散郁开窍，秦归以入心生血活血而宣通血脉，桂枝以宣通阳气于四肢。心为阳中之太阳，附子之辛热以驱除阴邪而回阳，益智之温，枣仁之润以补心虚也。

心痛不可刺者，中有盛聚，不可取于俞也。[②]

按：中有盛象，致令心痛，则非经气之逆，故不可取于俞。而当先煎泽兰、酒药汤化服万应丸数分以攻其积，随详审其或属于痰饮积滞经络，或属于瘀血凝泣，向症施治。属于饮积则用桂、苓、术、夏、益智、草果、姜、枣之类，属于瘀血则用莪术、三棱、桂心、丁香、归尾、玄胡、红花等类治之可也。

心痛引腰脊，欲呕，取足少阴。[③]**肾井涌泉**（足心）、**俞太溪**（内踝后跟上陷中动脉）。

按：少阴肾脉，贯脊络心，注胸中，故肾气循经干心，则心痛引腰脊。

又按：少阴肾病，呕逆上气，喘，故心痛引腰脊，欲呕者，当责之少阴而取其井俞也。药用茯苓以宁心益肺而伐肾邪，桂心以益心阳而宣通血脉，半夏以涤痰饮而制肾水之上逆，苍术以温中土而制水饮，姜、枣以调和中气。寒甚，加附子以温经回阳也。

心痛腹胀，啬啬然大便不利，取足太阴。[④]**脾荥大都**（足大指本节后陷中）、**俞太白**（足内侧腕骨下）、**合阴陵泉**（膝内辅骨下陷中）。

---

①②④　均出自《灵枢·厥病第二十四》。

③　出自《灵枢·杂病第二十六》。

按：脾脉其支者，从胃别上膈，注心中。故其经气厥逆，则心为之痛，脾主输运水谷之精气于四脏，病则输运失宜，故腹胀而大便不利，故当取太阴之荥俞以治外，经合以治内腑也。药用泽兰、酒药煎汤化服万应丸数分。硫黄三钱随用，苍术以升散太阴脾经之郁气，射干以涤太阴之积痰而利二肠，陈、厚以温中土而除胀散满，参、苓以健中气，酒药、山楂以消化食饮而益中土也。

心痛引背，不得息，刺足少阴，不已，刺手少阳。[①] **肾井涌泉**（足心）、**荥然骨**（内踝骨下）、**俞太溪**（内踝后跟上动脉），**三焦荥液门**（手小指次指间）。

按：肾脉贯脊，其直者，从肾上贯肝膈，入肺中，故心痛引背不得息者，当取肾之井、荥、俞以泻其经气之厥逆。若不已者，此则宜取手少阳，而少阳之脉布膈中，散络心包络，而三焦主气，故病心痛引背不得息也。药用桂枝以益心阳兼宣通太阳经之经气而散心背间寒邪，茯苓、半夏以涤痰饮而伐肾邪，菖蒲以逐水饮而开心窍，干姜以温中而散肺寒，姜、枣以调和荣卫。不已者，当属少阳，可减干姜、桂枝，加柴胡、薄荷以升散少阳之郁气。有火者，加栀子、丹皮以泻少阳之火也。

心痛引小腹满，上下无定处，便溲难，刺足厥阴。[②] **肝荥行间**（足大指端三毛中）、**俞太冲**（大指本节后二寸陷中动脉）、**合曲泉**（膝内辅骨大筋上小筋下）。

按：厥阴肝脉，过阴器，抵小腹，挟胃属肝络胆，上贯膈，布胁肋。其支者，复从肝别贯膈，上注肺，故厥阴木气不舒则循经上下，痛引无定处。而肝主疏泄，气不舒故便溲难，当取其井、俞、合以疏通脏腑上下之气也。药用桂枝以平肝气之厥逆而宣通血脉，吴萸、青皮辛能散肝郁，苦能降肝气而散止痛。秦归、川芎以宣通心肝郁结之气而补虚止痛，玄胡索宣通血气泣结而止上下诸痛，茴香、蛇床以补下焦而使之化气则小便自出。厥阴为阴之尽，阴尽则阳复，寒厥可加熟附、干姜以回阳，热厥可加芍药、丹皮以复阴也。

---

① 出自《灵枢·厥病第二十四》。

② 出自《灵枢·杂病第二十六》。

心痛，短气不足息，刺手太阴。[①] **肺俞太渊**（鱼后一寸陷中）、**合尺泽**（肘中动脉），**侠白**[②]。

按：肺主气，主行营卫阴阳，喜温而恶寒。今寒气客之，致气泣而不舒，故心痛而短气者，当责之手太阴而取其荥、俞、合也。药照肝心痛，用姜、桂、桔梗、参、术、姜、枣以散肺寒，开提肺气，补益中气，通调血脉，调和荣卫，自痛除而气舒矣。

心痛当脊九椎（旁三寸魄户），**按之痛已，刺之不已，八椎**（旁三寸膈关[③]），**十椎**（旁三寸魂门）**间求之。**[④]

按[⑤]：脊九椎旁寸半为肺俞，三寸为魄户，故心痛当脊九椎，按之而痛已者，中肺俞也。若刺之不已，则当上求之膈俞，下求之肝俞，以期直中病源也。酌照心痛短气用药。但肺俞属太阳经穴。宜加羌活数分，以散太阳客邪也。

心疝暴痛，取足太阴、厥阴，尽刺其血络。[⑥] **脾荥大都**（足大指本节后陷中）、**俞太白**（足内侧腕骨下）、**络公孙**（大指本节后一寸络脉），**肝络蠡沟**（内踝上五寸络脉）。

按：太阴脾脉从胃上膈，注心中，故是病则心中急痛。而脾主行水谷之精气于三阴，经曰，食气入胃，浊气归心，淫精于脉，今寒气客之，致凝泣而为心疝，甚至暴痛，故当取之太阴之荥俞络以疏通其气，复取足厥阴，尽刺其血络以泻其木横乘土也。药用泽兰、酒药煎汤化服万应丸数分，以攻积饮而除疝源，随用桂枝以益心阳而宣通血脉，苍术以升散太阴之郁气，干姜、草果、半夏以温中土而散太阴之寒，青皮以散肝郁，芍药以敛木气，枣以和荣卫也。

---

① 出自《灵枢·杂病第二十六》。

② 侠白：原作“夹白”，为手太阴肺经侠白穴的别名。

③ 膈关：原作“关鬲”，据背俞穴名径改。

④ 与原文有些许表述差异。《灵枢·杂病第二十六》：“心痛，当九节刺之，按已刺按之，立已；不已，上下求之，得之立已。”

⑤ 本段所述背俞穴位置与现在通用取穴位置不同，疑有误。

⑥ 出自《灵枢·热病第二十三》。

背与心相控，治天突（结喉下陷中），[①] **与七椎至阳穴及中脘**（脐上四寸）、**关元**（脐下三寸）。

按：任脉起于中极之下，以上毛际，循腹里，上至咽喉，上颐入目。冲脉起于气冲，并少阴之经，挟脐上行，至胸中而散。故任脉为病，男子内结七疝，女子带下瘕聚，冲脉为病气逆而里急。督脉起于小腹以下骨中央，女子入系廷孔，其络循阴器合篡间，绕篡后，别绕臀，至少阴与巨阳中络者，合于少阴，上股内后廉，贯脊属肾与太阳。起于目内眦，上额，交巅，上入络脑，还出别下项，循肩髆，挟脊，抵腰，下循膂，络肾。其男子循茎，下至篡，与女子等，其少腹直上者，贯脐中央，上贯心，入喉，上颐环唇，上系两目之下中央。此生病从腹上冲心而痛，不得前后为冲疝。故背与心相控而痛者，当取任脉之天突、中脘，督之七椎关元[②]也。药用桂枝以益心阳而宣通阳气于太阳经脉所行之背，茯苓佐桂枝以伐肾邪下冲气，苍术以坐镇中州，半夏以调和荣卫阴阳也。

心包络，实则痛，刺内关（掌心下去腕二寸）；**虚则头强，取之两筋间**。[③]

按：心包之脉，起于胸中，出属心包络，历络三焦，而心包主脉，为臣使之官，代心主行血脉于形身内外，其别络名曰内关，去腕二寸，出于两筋之间，循经以上，系于心包，络心系。故实则经脉泣滞而作痛，虚则经脉不充而头为之强也。药用郁金、莪术以散心包郁气而行瘀血，丹参以去瘀血而生新血，玄胡以行血气之凝泣，秦归尾以疏通血脉。有热，加丹皮以凉血而去瘀；寒，加桂心以宣通血脉之凝滞也。虚则头强，论治详头痛篇末。

胁痛不得息，咳而汗出，此邪客于足少阳之络，刺足小指次指爪甲上，与肉交者各一痏，窍阴穴（小会），**不得息立已，汗出立止。咳者，温衣饮食一日已，缪刺之立已。不已，复刺如法**。[④] **左痛取右，右痛取左为缪。**

---

① 《灵枢 · 气穴论第五十八》："背与心相控而痛，所治天突与十椎及上纪，上纪者胃脘也，下纪者关元也。"

② 关元：关元穴应是属任脉的穴位。

③ 《灵枢 · 经脉第十》："手心主之别，名曰内关，去腕二寸，出于两筋之间，循经以上系于心，包络心系。实则心痛，虚则为头强，取之两筋间也。"

④ 出自《素问 · 缪刺论第六十三》。

按：足少阳胆脉，其支者，下颐，合缺盆以下胸中，贯膈络肝属胆，循胁里；其直者，从缺盆下腋，循胸过季胁。是动则病心胁痛，不能转侧，善太息。是生病则汗出振寒，疟，胸胁至足外皆痛。而少阳主气与火，上逆于胸中故咳而不得息。汗者，心液也，少阳之火上乘于心，两火灼阴，致心液外泄，故汗出也。此当责之邪客于足少阳之络，而取其井以泻其气也。治用柴胡以散少阳经客邪郁火，桔梗以散郁热而开提气血，栀子以泻少阳之火，黄连以泻火而止汗宁咳，旋覆以降逆气，麦冬以益水制火[1]、清心宁肺，青皮以平肝散满止痛。便闭，加射干以泻火而利便。若少阳火邪挟食饮而上逆者，又可先服万应丸数分，随服前药再加半夏、茯苓也。

腹满大，上走胸嗌，喘息，大便不利，取足太阴。[2]**脾井隐白**（足大指端内侧）、**俞太白**（足内侧腕骨下）**和阴陵泉**（膝内辅骨下陷中）。

按：太阴脾脉，入腹，属脾络胃，上膈挟咽连舌；其支从胃上膈，注心中。故是动则病腹胀，善噫；而脾主地气，肺主天气，地气厥逆上干天气，故上走胸嗌而喘息；脾主输运，病则输运失宜，食饮停滞，故大便不利，而当取其井、荥、合以疏其经气也。药宜先煎泽兰、酒药化服万应丸数分，以除积饮而清病源，随服苍、陈、苓、夏、朴、枳、泽兰以健脾益胃、除胀散满、消食下气也。热结不便，加射干以行积痰而利二肠；寒凝不便，加硫黄补益真火以温中土化积滞也。

饮食不下，膈塞不通，在上脘（蔽心骨下一寸）**，抑而下之；在下脘**（脐上二寸）**，散而去之。**[3]

按：饮食膈塞不通，由于中焦火气衰微，不能蒸化使出。宜先煎酒药、炒山楂，化服万应丸数分、硫黄数钱以消导其积滞，随服苍、陈、苓、夏、参、草、姜、枣、桂枝、饴糖以益中土，俾中焦气旺，自能化物而出，此为

---

① 火：原作“水”，据文意径改。

② 《灵枢·杂病第二十六》：“腹满，大便不利，腹大，亦上走胸嗌，喘息，喝喝然，取足少阴。腹满食不化，腹向向然，不能大便，取足太阴。”

③ 《灵枢·四时气第十九》：“饮食不下，膈塞不通，邪在胃脘，在上脘则抑而下之，在下脘则散而去之。”

治本之法。医方用承气下之误矣。

腹鸣，气上冲胸，喘不能久立，邪在大肠。刺肓之原巨虚、上廉、三里。[①] **肓原脖胦**[②]（脐下一寸半宛中），**上廉**（三里下三寸），**三里**（膝下三寸）。

按：手阳明大肠脉，络肺，下膈属大肠，与太阴肺脏腑相连。大肠腑气厥逆，故肠鸣；大肠燥气循经上干肺脏，致气上冲胸，喘不能立。故当取肓之原及上廉、三里以泻腑气之厥逆也。属于大肠燥热熏蒸者，可用芒硝、枳实、大黄以泻大肠之燥热实满而病自已。若挟食饮者，则用酒药汤化服万应丸可也，服后再用桔梗、杏仁、旋覆以散郁而降逆气，麦冬、天冬以润燥养阴，秦艽以祛大肠之热而益肝胆之阴也。

腹满，食不化而响，不能大便，取足太阴。[③]**脾俞太白**（足内侧腕骨下），**经商丘**（足内踝前下陷中），**合阴陵泉**（膝内辅骨下陷中）。

按：太阴脾生病则胀满，中焦之火气衰微，不能蒸腾水谷，故食不化而响；饮食积滞不化，故不大便。而当取脾之俞、经、合以疏通脏腑之气也。治用泽兰、酒药煎汤化服万应丸数分，以攻积滞。照腹满大、不大便加减治之可也。

小腹满大，上走胃，至心，淅淅身寒热，小便不便，取足厥阴。[④]**肝荥行间**（足大指间），**俞太冲**（行间上二寸动脉），**合曲泉**（膝内辅骨大筋上小筋下），**章门**（脐上二寸去中六寸）。

按：厥阴肝脉，过阴器，抵小腹，挟胃，属肝络胆，其经气郁结，木乘土中，故小腹大，上走胃至心。淅淅然身寒热，既见厥阴之寒，复见阳明之热也。肝主舒泄，气郁不舒，故小便不利，此当责之厥阴，而取其荥、俞、合也。药用桂枝以走津液、合荣卫而平肝气之厥逆，吴萸、青皮辛以散肝郁、苦以降肝气而去积除满，苍术、泽兰以升散中土之郁而除胀散满，茯苓以利水源，茴香、蛇床以温下焦而使化气则小便自出，姜、枣以调荣卫而寒热自止矣。若热厥不便，则当易茴香、蛇床为栀子；大便亦欠利或溏，则当先用

① 出自《灵枢·四时气第十九》。

② 脖胦：即气海穴。

③④ 均出自《灵枢·杂病第二十六》。

酒药化服万应丸，而后用本方也。

腹暴痛，按之不下，取手太阳经络者，胃之募也，少阴俞旁五，用员利针。[①] **小肠经阳谷**（手外侧腕前陷中）、**络支正**（手外侧上腕五寸），**胃募中脘**（由蔽心骨下至脐而中间），**肾俞旁志室**（十四椎下去脊三寸）。

按：手太阳小肠之脉，入缺盆，络心，循咽，下膈抵胃，属小肠；足阳明胃脉亦由缺盆下膈，属胃络脾；而少阴肾脉从肾上，贯肝膈。故腹暴痛，按之不下者，当责之此三经之气混乱于中，当取诸经之经络募俞旁五刺之，以分导其气也。药先煎泽兰、酒药汤化服万应丸数分，随用藿香以散秽和中而止霍乱绞痛，苍术以升脾胃清阳而散杂邪郁气，枳实、泽兰以推除肠胃陈积而散满止痛，茯苓以益中土而伐肾邪之上逆，茴香以温下焦而止小肠冷痛。肠胃寒，加草果、砂仁以温中止痛；热，加硝黄以荡积去垢。肾寒，加附子以温少阴之经；热，加芒硝、泽泻以涤垢除胀止痛。

腹痛，刺脐左右动脉。已刺，按之立已。不已，刺气街立已。[②] **肓俞**（脐旁一寸），**天枢**（脐旁二寸），**气街**（毛际旁胯窝间大动脉）。

按：胃脉，其直者，从缺盆下乳内廉，下挟脐，入气街中；其支者，起于胃口，下循腹里，下至气街中而合。故腹痛当挟脐动脉刺而按之，不已者，当刺其经气会合之气街，直泻其盛气，故立已也。药照腹暴痛，先服万应丸，随用藿香、苍术、枳实、泽兰、炒山楂、杭芍、炙甘草等类治之。腹皮寒，泻冷，加草果、砂仁。腹皮热，泻黄，加射干、秦艽；热甚，加硝黄。

肠中不便，取三里（膝下三寸），**盛泻虚补之。**[③]

按：小肠为受盛之腑，大肠为传道之腑，胃所入之饮食积滞于其间，故觉不便，而当取胃之合三里也。药照腹痛先用万应丸，审其寒热加减治之可也。

虚而腹胀，补公孙（足大指去本节后一寸络脉）；**实则肠中切痛，泻之。**

---

① 《素问·通评虚实论第二十八》："腹暴满，按之不下，取手太阳经络者，胃之募也，少阴俞去脊椎三寸旁五，用员利针。"

② 出自《灵枢·杂病第二十八》。

③ 出自《灵枢·四时气第十九》。

按：足太阴之别名曰公孙，去本节后一寸；别走阳明，其别者，入络肠胃。厥气上逆则霍乱，实则肠中切痛，虚则鼓胀，故当取[①]公孙而补泻之也。[②]无论虚实，先煎泽兰、酒药化服万应丸数分，但虚宜少用，且随服苍、陈、苓、夏、参、朴、桂枝、酒药、山楂、泽兰、姜、枣、饴糖以建中气，俾积滞消除脾胃强健，庶新入水谷之液循经输运于脏腑而腹胀自已。热而下利，加黄连；便结，加射干；寒，加草果、砂仁。实痛则多用万应丸，得快利后随服苍术、泽兰、藿香、枳实、炒山楂、酒药、芍药、射干等类治之，得利痛减加参、苓、甘草。

腹胀，身热，脉大者逆；腹大胀，四肢清，脱形，泄甚者逆；咳，呕，腹胀且飧泄，其脉绝者立死。[③]

霍乱，厥气上逆，肠中切痛，取太阴之络公孙（足大指本节后一寸），[④]**刺太阴俞旁五，足阳明及上旁五。脾俞旁意舍**（十一椎[⑤]下去脊三寸），**胃俞旁胃仓**（十二椎下旁三寸）。

按：胃为水谷之海，五脏六腑之大源，胃主行气于三阳，脾主行气于三阴，阴阳互运，环转无端。若内伤七情六欲，外感风火暑湿燥寒，致脾胃失其运行之常，而太阴为开，开折则仓廪无所输，而或膈中而吐，或洞而泄；阳明为阖，阖折则真气稽留，邪气居之，真邪混乱，阴阳相搏，厥气上逆，腹中切痛。故当责之太阴、阳明，而取太阴之络公孙以疏阴阳之气，五刺太阴俞旁意舍以泻阴气之厥逆，三刺阳明俞旁胃仓以引阳气之下陷也。治宜先用藿香、酒药以温脾胃而升发其清阳，万应丸以攻食饮而驱除其阴邪。酌照上篇心腹绞痛上吐下泻、上吐下闭二方加减治之。

若干呕不吐，大便不通，此乃阴阳之气混乱于肠，而不在胃。

---

① 取：原作“补”，据文意径改。

② 出自《灵枢·经脉第十》。

③《灵枢·玉版第六十》：“黄帝曰：请病皆有顺逆，可得闻乎？岐伯曰：腹胀，身热，脉大，是一逆也……其腹大胀，四肢清，脱形，泄甚，是一逆也……咳呕，腹胀，且飧泄，其脉绝，是五逆也。”

④ 出自《灵枢·经脉第十》。

⑤ 十一椎：按意舍穴位置，此十一椎，当指第十一胸椎。

按：手阳明大肠燥气主之，手太阳小肠火气承之，此则二肠燥火之气上炎，故干呕；厥逆于肠，故不大便。治当先用黄连二分以平厥阳之火，吴萸二钱以降上逆之阴，芒硝五钱以润燥软坚而通关格，硫黄五钱以驱除阴邪，斩关通肠，俾清阳上升、浊阴下降，脾胃阴阳归于和平，自膈通而痛自已。便通后尚有余邪，酌照上篇实则肠中切痛加减治之可也。

气乱于肠胃则为霍乱，当取足太阴、阳明，不下者取之三里。脾俞太白（足内侧腕骨下），**胃俞陷谷**（足中指内间上行二寸陷中），**胃合三里**（膝下三寸胻骨外），**论治同上。**

腹痛，痛上寒，取足太阴、阳明。[①] **太阳郄金门**（足外踝下微前）、**申脉**（外踝下五分陷中）、**仆参**（足跟骨下陷中），**胃络丰隆**（外踝上八寸）、**合三里**（膝下三寸）、**上廉**（三里下三寸）、**下廉**（上廉三寸）。

按：督，起于小腹以下骨中央，其少腹直上者贯脐中央，上贯心，其络则络少阴、太阳。其生病则从小腹上冲心而痛，不得前后，为冲疝。阳跷之脉，则出于足太阳之踝下申脉。故此二经之经气厥逆，则挟少阴、太阳寒水之气上乘于阳土之中，致阳明之阳气不舒，郁而作痛。故腹痛而痛上寒者，当先取太阳之郄金门、阳跷所出申脉及仆参，以引寒气下行；而后取阳明之巨虚、上下廉、三里及络丰隆，以疏通阳气也。治用桂枝以疏通太阳之阳气，和茯苓伐肾邪而下冲气，苍术以升阳明之阳益中土而制水邪，和以甘草，使以姜、枣，自痛止而阳回矣。

腹痛，痛上热，取足厥阴。不可俯仰，取足少阳。[②]**肝井大敦**（足大指甲端三毛间），**俞太冲**（行间上二寸陷中动脉），**胆荥侠溪**（足小指次指间），**经阳辅**（足外踝上四寸绝骨端）。

按：厥阴木气上乘于阴土之中，木横克土，故令腹痛。而厥阴者阴之尽，阴尽则阳复，亦曰阴中厥阳，其经气厥逆则郁而为热。厥深者热亦深，故腹痛，痛上热者，当取其井俞以泻其脏气。若热痛兼不可俯仰者，是则少阳木

---

①② 《灵枢·杂病第二十六》："腰痛，痛上寒，取足太阳、阳明；痛上热，取足厥阴；不可以俯仰，取足少阳；中热而喘，取足少阴，腘中血络。"校对时参考的《内经》版本不同，各书其"腹痛""腰痛"。

火之气乘于土中，火郁则热，而少阳行人身之侧，故不可俯仰，则当取其经、荥以泻其腑气也。治用柴胡以升散木火之气，和阴阳而退热除蒸，川芎以散木气之郁结而疏经止痛，吴萸、枳实以平木气之厥逆而引热下行，青皮以升降木火，芍药以敛木泻火而降逆止痛，和以甘草，使以姜、枣，而痛自已。热结不大便，则加栀子、射干以泻火腑而利二肠也。

厥而腹响，多寒气，便溲难，取足太阴。[①] **脾井隐白**（足大指端），**俞太白**（腕骨下），**经商丘**（内踝前下陷中）。

按：饮入于胃，游溢精气，上输于脾，脾气散精，上输于肺，通调水道，下输膀胱。今脾气厥逆，不能上输水精于肺，寒水之气内蕴，故厥而腹响。脾为阴中之至阴，与阳明胃相为表里，脾厥不受气于阳明，故多寒气。脾主地气，脾厥则地气不升，致肺主之天气不降，故便溲难。而当取太阴之井、俞、经以疏通脏气也。治先煎酒药汤化服万应丸数分、硫黄数钱以除积饮，随服苍术以升脾胃之地气，俾下降为云雨，茯苓以益脾胃而利水源，半夏以健脾胃而除湿，桂枝、干姜以温中土而蒸腾水气上升，下输膀胱。寒甚，再加附子以助蒸腾而诸症自已。

飧泻补三阴之上，太仓（补阴陵泉，久留针，热行乃止）。[②] **脾结太仓**（即中脘，由蔽心骨至脐两中间），**阴陵泉**（膝内侧辅骨下）。

按：胃为水谷之海，五脏六腑之大源，而脾主为胃输水谷之津液者也。但饮食入胃，须经中焦之火气化其精微，而后由脾输运于脏腑，充周于形身。若火气衰微，即清阳不升，致胃入之饮食由肠直下[③]。故飧泄者，当责之中焦气衰不能生土，故当补太阴之上中脘及其合阴陵泉，久留其针，以温脏腑之气也。治用酒药汤化服万应丸二三分、硫黄三钱以消积滞而清病源，随服苍术、葛根以益脾胃而升发其阳气勿使下陷，参、苓、夏、草以益中气而升清降浊，益智仁、砂仁以温中益土，桂枝、干姜以温中土而蒸腾其精微使之上升，酒药、山楂以助消化之力，庶旧积之饮食荡除，新入之水谷自能输运如

---

① 《灵枢·杂病第二十六》："厥而腹向向然，多寒气，腹中穀穀，便溲难，取足太阴。"

② 出自《灵枢·四时气第十九》。

③ 直下：原作"直上"，据飧泄症状特点，当作"直下"，径改。

常矣。

腹痛肠鸣而泻，泻而痛减者，食积也。治宜消饮食、健脾胃而痛泻自已。先煎甜酒药五钱化服万应丸数分，硫黄二三钱，随服苍术五钱，茯苓五钱，炙甘草二钱，陈皮三钱，炒山楂三钱，麦芽三钱，党参三钱。渴，加葛根以升阳气之下陷，滑石以泻六腑之湿热。食积化热，泻热水者，加芍药三钱，用淡药漱酒炒黄连末一钱。

腹痛肠鸣而泻，完谷泻出，泻冷者，此正气虚而中焦火衰也。治宜补火益土，先煎大枣四枚，酒药五钱，化服万应丸二三分，硫黄二三钱，随服苍术、茯苓、益智、半夏、党参、砂仁、桂枝、炒山楂之类。渴，加葛根；泻冷，加附子、干姜。

腹鸣而满，四肢清，泄甚脉大者逆。呕，腹胀且飧泄，其脉绝者立死。[①]

按：腹痛肠鸣而泻纯清热臭水者，此下焦之火气太盛，挟[②]肠胃之津液下夺也。宜用芍药三钱以泻火而敛阴也，黄芩五钱以清肺与大肠之火，黄连三钱以清心与小肠之火，乌梅七个以敛火而生阴液，甘草三钱以缓火性之急速兼益中气，葛根五钱以升下陷之清阳。挟食积者，宜先煎酒药、山楂，化服万应丸二三分以除湿热。泻出热至肛门破烂者，宜先服大黄甘草汤，随服前方。渴甚者，多用乌梅、葛根。泻不止，加茯苓、断续、车前子。其腹大胀，四末清，脱形泄甚者逆。

肠澼脉症

肠澼便血者，身热则死，身寒则生。[③]

按：阴络伤则血内溢而便血，夫心合小肠，心主血而小肠主液，皆赖三焦之火以蒸化水谷，升腾精气，充周形身。若火气太甚，则伤阴络，而小肠之血液内溢而下矣。故便脓血者，由于热入小肠血分也。故身寒者，火热未

① 出自《灵枢·玉版第六十》。

② 挟：原作“胁”，据文意改。

③ 《素问·通评虚实论第二十八》：“帝曰：肠澼便血何如？岐伯曰：身热则死，寒则生。”

至燎原，故可调和而生，若身热则阳邪外盛，阴津内绝矣，故主死。

肠澼下白沫者，脉沉则生，脉浮则死。[①]

按：白色属肺，肺合大肠而主津，下白沫则大肠所主之津液下注矣。然皆由于三焦火甚，熏蒸大肠，故令津液下注。脉沉则仅在里之大肠病，尚未干及肺脏，故可调和而生。而浮为肺脉，若浮则肺脏亦病矣，脏腑俱伤，焉有生理乎！

肠澼便脓血者，脉悬绝则死，滑大则生。[②]

按：三焦之火郁于大小肠，则下白脓与血沫。脉者，血之府也，脉悬绝则阴液内竭，故死。脉滑大则阴阳尚属有余，而未乖乱，故可调和而生也。

肠澼之属，身不热，脉不悬绝，滑大者生，悬涩者死，以藏期之。[③]

按：小肠者，受盛之官，化物生焉。大肠者，传导之官，变化出焉。夫胃与大小肠膀胱，皆三焦所历络，故非三焦之火不能化物，而后蒸腾其精微充周于形身。若火太过，则伤大肠之津而下血脓沫，伤小肠之液而下脓血也。若火过甚而伤阴络，则血内溢而纯下清血也。夫肺合大肠，心合小肠，肺主气而心主血，身不热，脉不悬涩，是在腑之肠虽病，而在脏主之形身血脉尚未乖乱。故脉滑者，阴气有余也，大者阳气有余也，阴阳有余而和利，故可调和而生。若身热则邪热充塞于形身内外，脉悬涩则阴液内绝，故皆主死。以脏期之者，大肠属金，死于丙丁火日；小肠属火，死于壬癸水日也。

脾脉内鼓，沉为肠澼，久自已。[④]

按：脾主为胃输精灌溉脏腑者也，其脉本柔和伏鼓，今得诸沉，为在里之二肠病澼，但脉尚内鼓，具灌输之象，故虽久自已也。

肝脉小缓为肠澼，易治。[⑤]

按：肝主一阳生发之气，其脉应柔和弦，今得诸小，为正气虚，缓为多

---

①②③ 均《素问·通评虚实论第二十八》："帝曰：肠澼便血何如？岐伯曰：身热则死，寒则生。"

④⑤ 均出自《灵枢·大奇论第四十八》。

热，正虚而热，失升发疏泄之常，木横乘土，故发为肠澼。但缓则热未甚，故易治之也。

肾脉小搏沉，为肠澼下血。① **肾移热于脾，传为虚，肠澼死。**②

按：肾为藏精之脏，脉得诸小，为正气虚，《金匮》脉不上不下，形如豆动曰搏，动搏为阳，沉为阴。今脉得诸小搏沉为阴虚而阳陷于阴中，阳盛则阴络伤，故血内溢而为肠澼下血也。

血温身热者死。③

按：阴阳和则生，偏盛则死。腹内属阴，阴络伤则血内溢，身外属阳，阳盛则身热。血者，阴液也，血热者，阳邪灼阴，协血下行，故热也。血温身热，则阴绝于内，阳盛于外矣。尚能生乎！

心肝澼亦下血，二脏同病者可治。④

按：心主生血而肝主藏血，二脏受阳热之熏蒸，则阴络伤，血妄行而下，故同病则木火相生，尚可治而调和也。

其脉沉小涩为肠澼，其身热者死，热见七日死。⑤

按：脉者，血之府也。小为正气虚，涩为阴血亏。正气虚血亏致阴液下脱而为肠澼。若见身热，是阴竭于内，阳浮于外。三焦之火已燎原，故热见七日死。七日者，火之成数也。河洛五行生成数，天一生壬水，地六癸成之，地二生丁火，天七丙成之，天三生甲木，地八乙成之，地四生辛金，天九庚成之，天五生戊土，地十己成之。

肺脉微滑为上下出血。⑥

按：诸滑者，阳气盛，微有热。肺开窍于鼻，与大肠相为表里。肺属金而恶热，肺热协血循经妄行，故或上由衄出，由肺咳出，下由肠泻出也。

脾脉涩甚为肠㿉。⑦

按：脾主统血，脉得涩甚，为血多被寒泣而不行，故聚于肠而为㿉也。

---

①③④⑤　均出自《素问·大奇论第四十八》。

②　出自《素问·气厥论第三十七》。

⑥⑦　均出自《灵枢·邪气脏腑病形第四》。

数动一代者，病在阳之脉也，泄及便脓血。[①]

按：动数为阳为热，缓止为代。数则脉流薄疾不相连属，故亦代。热迫于下则自泄，热伤阴络，血内溢于肠，故便脓血也。

肠澼下脓血。

按：此由于三焦之火郁于内，故痛，而三焦主气与火，火气内郁，故痛而胀，火性急速，故时欲便。且阳热内甚则阳络伤，以致心主之血、肝藏之血、脾统之血妄行。心与小肠相为表里，小肠为心脏之腑而主血，故心肝脾脏受阳热之熏灼，阴络伤，血内溢于小肠而泻下，故下脓血者为热伤小肠血分。而治则宜用柴胡以升三焦阳邪之下陷，栀子以泻三焦之火，丹皮以泻血中伏火而凉血去瘀，黄连以清心与小肠之火，青皮以升降木火之郁气，地榆以解脏腑热毒而涩以止脱，芍药以泻火而敛阴血，甘草以和中而缓火性之急速，荆芥以散风热，用扁柏叶煮水煎药，以养阴而凉血也。有食积，可先煎酒药、山楂化服万应丸数分。

上病亦可加丹参以去瘀血而生新血，诃子之酸以泻火、涩以止脱，乌梅之酸以泻火而敛阴液也。矮头陀更为肠澼下血之要药，但此药生处很少，生于温带地方，叶同橄榄而小，本高七八寸，独根而长，皮色乌黄，味具苦涩辛酸腥，而腥味甚多，相传能活百病，对于下血，实有奇效。

凡肠澼可用醋化服蒜糖丸数钱，暴下血者，亦可先服。

肠澼下白脓沫。

按：此由于大肠物积气滞，湿热内蕴，致三焦之火不升，郁于大肠气分，故后重难堪。故治宜消积滞、除湿热、升清阳而痛自已。用苍术以升脾胃之阳而建中除湿，山楂、酒药以消积滞，柴胡以发少阳之火气下陷，吴萸以降木火而引湿热下行，枯矾之酸以敛火而除湿热，兼以止津液之下脱，诃子、椿根皮之涩以止脱而除后重，枳实以推荡湿热之积滞而除胀散满，随另煎乌梅漱醋炒黄连末数钱，以泻火而敛热解毒也。胸胃胁间胀者，亦宜先服万应丸。

---

① 出自《素问·脉要精微论第十七》。

又方，无论红白痢，泄泻，暴下血，用大蒜三瓣，陈红糖三钱，捣细，名蒜糖丸，用陈醋半盅，泡一点钟，服之最效。盖蒜能散痰饮除食积，糖能益脾，醋能敛火也。

肠澼食饮不入者难治。

按：此由于饮食积滞，积久化热，致伤脾胃，不能输运水谷也。

治宜祛积滞、健脾胃、除湿热，可先服蒜糖丸。胸胁胃腹胀者，可煎甜酒药五钱，大枣五枚化服万应丸数分，随用苍术五钱，茯苓、青皮各三钱，芍药二钱，炙甘草一钱五，柴胡、山楂、椿根皮醋炒、酒药各三钱，枯矾二钱，吴萸一钱五。湿热甚，随服前药，后随服醋[1]炒黄连末一钱。

肠澼，胸肺间痛。

按：此由于大肠移热于肺，大肠之脉上出于柱骨之会上，下入缺盆，络肺，下膈，属大肠，此肺与大肠所以相为表里，而大肠腑热干脏，故致肺痛。而治宜用柴参（即丹参）一两以去瘀血、生新血、除烦热、补心虚而止痛，桔梗五钱以散郁热而开提肺气。下痢屁出者加诃子；胁痛加黄连、吴萸、柴胡、青皮、芍药、栀子；红痢加地榆、丹皮。

肠澼脱肛。

按：此由于湿热内蕴，致阳气在下发为飧泄，甚至关闸不藏，肛门不收。故治宜升清阳、除湿热以建中气，俾阳明之精气充足，自能约束宗筋而利机关也。治用葛根以升阳明之清气，苍术以益中土而升脾胃之阳勿使下陷，萆薢以除阳明风湿、强筋骨而利机关，茯苓以益脾胃而升清降浊，党参以益中气，芍药以敛阴液勿使下脱，续断以补肝胃而约束机关，赤石脂以益下焦而涩以止脱，诃子、地榆、椿根皮涩以止脱，兼解腑热。泻热，加醋炒黄连末，药后漱下；泻寒，加砂仁；因饮食积滞而下痢脱肛者，先煎酒药、山楂化服万应丸一二分，后服前方。

凡肠澼之属，皆三焦火郁，清阳下陷，故胀而便不以时下，而治则主用柴胡以升少阳之气，俾清阳上升，自浊阴下降，庶胀除而便以时下矣。

---

① 醋：原作“酸”，据上文改。

肠澼身热，是形身脏腑表里俱病，为逆。治宜加柴胡钱数以升散少阳而和解表里，葛根以升发阳明而解肌热，姜、枣以和荣卫。得汗身凉者可治，若汗后热仍不退者死。

肠澼脉见浮洪、悬绝、沉小涩，身热，泻出之血温者不治。服药后身凉脉小缓滑利者生。

暴下鲜血症

按：血生于心，藏于肝而统于脾。夫怵惕思虑则伤心，悲哀动中则伤肝，忧思郁结则伤脾，伤则阴气虚，阴虚则生内热，热则阴络伤，致肝不能藏，脾不能统，血内溢于肠而泻出。故治宜用郁金以散郁热而凉血开窍，续断以补阴虚而约束精血勿使妄行，萆薢以除湿健脾补下焦而利机关，扁柏叶以益阴而敛血止脱，炒蒲黄以散郁热而止血，地榆以凉血而止脱，鳖甲以补肝，和龟甲以潜阴而固下焦，川芎以补肝，和秦归以补心脾兼散诸郁而引血归经，泽兰以除陈积而宣通气血。血热，加干地黄以养阴而凉血，芍药以泻火而敛阴；血虚，加阿胶（烊化，忌炒）；气虚，加参；脾虚，加苍术、茯苓。

上药亦治粪前后下血，但便燥宜多加秦艽，风热宜加荆芥。

溲血脱形，其脉小动者逆；腹胀便血，其脉大时绝者逆。暴下鲜血用地榆、秦艽、无花果、矮头陀各五钱，荆芥三钱。凡下血，宜多加扁柏叶煮水煎药。虚，加阿胶、干地黄。上方治痔疮下血及各下血症最效。

因而饱食，经脉横解，肠澼为痔。[①]

暴下瘀血症

按：此症与暴呕瘀血同一病源，故治法亦同，宜先驱除形身脏腑积滞，而后服消饮食、健脾胃、通经脉、和荣卫等药。论治详呕瘀血篇。

---

① 《素问·生气通天论第三》："因而饱食，筋脉横解，肠澼为痔。"

癃闭、遗溺症治

按：小便难，出于膀胱，而实生于三焦之火化。查下焦者，别回肠，注于膀胱而渗入焉。故水谷者，常并居于胃中，成糟粕而俱下于大肠而成，下焦渗而俱下，济泌别汁，循下焦而渗入膀胱。而三焦下俞在于足太阳之前、少阳之后，出于腘中外廉，名委阳，是足太阳之络手少阳经也。而少阳属肾，肾上连肺，故将两脏，是金虽为生水之源，然非火力不能化气。而三焦者，中渎之腑，水道所出，属膀胱，是为脉府。三焦者，足少阳少阴之所将，太阳之别也，上踝五寸，别入贯腨肠，并太阳之正，入络膀胱，约下焦。实则癃闭，虚则遗尿。而膀胱者，州都之官，津液藏焉，气化则能出矣。详研经文，足证三焦之火气大盛，则销烁阴液，而阴虚生内热，致膀胱之津液枯涸，或为小便短，甚而癃闭不通。三焦之火气衰微，则不能蒸动水精，使之上升以荣养形身，致水直渗膀胱而溺多，甚者[①]下焦之关闸不固而为遗尿也。故癃闭当责之三焦之火盛，遗尿当责之三焦之火衰微。故癃闭当用栀子以泻三焦之火，黄柏以泻膀胱之火，丹皮以泻血中伏火而凉血祛瘀，佐以柴胡升发少阳使之化气，使以牵牛直驱水道，和以茯苓以滋金水之化源，引以棕根、木贼（即俗名笔管草）以通溺孔而治其标。若仍不通，反佐以桂，蒸动其气化，自能出矣。通后可用壮水制火之剂以治之。若夫遗尿之症，又当专于补火兼约束机关，自水精上腾，输泄适宜矣。

小腹肿痛不能小便，邪在三焦约。取之太阳大络与厥阴血络肿上及胃脘，取三里（膝下三寸胻外廉），**太阳大络委阳**（委中上外两筋间），**肝络蠡沟**（内踝上五寸）。

按：三焦为中渎之腑，水道所出，而三焦下输在于足太阳之前、少阳之后，名曰委阳，并太阳之正，入络膀胱，约下焦。实则癃闭，虚则遗溺。厥阴肝脉，循阴股，入毛中，过阴器，抵小腹。而肝主疏泄，故肝生病，则癃

① 甚者：原作“甚多”，按此处文意，当为“甚者”。径改。

闭遗溺。故当取太阳大络委阳以泻三焦之火气，取厥阴之血络蠡沟以疏肝气。

若肿上及胃脘，是水土相乘，故当取胃之合三里以泻土气也。治用栀子五钱研，黄柏三钱盐水炒，丹皮三钱，柴胡三钱，牵牛二钱研，茯苓五钱，棕根、木贼（即俗名笔管草）[①]，煮水煎药。若仍不通，反佐以桂枝三钱，以蒸动其气化而开太阳之关。已通后，随用地黄、麦冬、山茱萸、茯苓、丹皮、泽泻以壮水而制火。热甚，再加栀子、黄柏以治之。若二便俱欠利，可煎棕根、木贼、牙皂汤化服万应丸数分也。

又有三焦之火气衰微，致小便不能渗入，虽二三日不解，别无所苦。病后元气亏损多有之。此则又当用桂、附以补下焦之火，使之化气，茯苓以益肺胃而滋化源，则小便自生矣。故《金匮》治少腹不仁[②]，用附子、肉桂、熟地黄、山茱萸、山药、茯苓、丹皮、泽泻，盖先得我心者。

小肠控睾，引腰脊，上冲心，取肓之原脖胦以散之，刺太阴以抑之，取厥阴以下之，取巨虚下廉以去之。[③] **下廉**（上廉下三寸），**脖胦**（脐下一寸半），**脾经商阳**（内踝前陷下），**肝井大敦**（足大指端）。

按：小肠之脉，入缺盆，络心，循咽下膈，抵胃，属小肠。脾脉入腹，属脾络胃；其支者，从胃上膈，注心中。肝脉循毛际，过阴器，抵小腹。故此诸经经气厥逆，寒甚则痛，寒则收引，血脉泣而不行，致小腹控睾引腰脊上冲心，而诸经皆三焦肓膜所联络贯通，故当取肓之原以散之，取太阴以抑之，取厥阴以下之，取小肠以去之也。治用柴胡以升散少阳、厥阴抑郁而和中止痛，茴香、蛇床以温下焦而疏经止痛，益智仁、草寇仁以温心脾而散寒止痛，吴萸、川芎以温散肝经寒邪而舒筋止痛，玄胡索以疏通气血之凝滞，枳实以推荡脾胃小肠之积滞，桂枝以益心阳而宣通血脉，茯苓以益肺宁心而降冲气。寒甚则牵引拘束，加生附、细辛以温经散寒。痛而便闭者，可先服万应丸数分，硫黄数分，而后服本方也。

---

① 此处二药缺剂量各多少。

② 不仁：此处言文中作“不”，按文意当有“仁”字。

③《灵枢·四时气第十九》：“小腹控睾，引腰脊，上冲心……故取肓原以散之，刺太阴以予之，取厥阴以下之，取正虚下廉以去之。按其所过之经以调之。”

少腹有积，刺挟脊四椎（厥阴俞，脊旁一寸半），**章门**（脐上二寸去中六寸），**居髎**（章门下八寸，盆骨上陷中）。[①]

按：厥阴肝脉，过阴器，抵小腹。而肝为藏血之脏，寒气客之即血凝而不行，故少腹有积者，当刺寒水太阳经之厥阴俞，兼取诸章门、居髎以疏通其气血也。药用吴萸、桂枝以[②]厥阴、太阳之寒邪而宣通血脉，川芎、玄胡以舒肝经之气郁血郁，兼以散瘀止痛，秦归以生血散瘀，半夏以散流结核，泽兰以去陈积而宣通气血，姜、枣以调和气血也。寒甚，加附子。若挟食饮，有胸胃胁间胀满等症者，又可先煎酒药、泽兰汤化服万应丸数分，而后服本汤，兼可加参、术、茯、草以益中气也。

癃，取之阴跷照海及三毛、大敦，及血络出血，蠡沟，大钟。[③] **照海**（内踝下四分），**大敦**（足大指甲后），**蠡沟**（内踝上五分），**大钟**（内踝后远跟）。

按：阴跷之脉，取[④]于足内踝下照海，并少阴之经而行，属肝络膀胱；厥阴肝脉，过阴器，抵小腹。而肝主疏泄，是病则癃闭、遗溺。而三焦者，厥络脏腑，主气与火，故三焦之火热盛则伤精血，血内溢于膀胱而病红癃；三焦之湿热气盛则伤精气，精时自下而病白癃。故癃当取阴跷之郄照海、肾络大钟、肝井大敦、蠡沟，以泻其郁热。红白兼见，癃闭不通，照前篇用栀子、黄柏、丹皮、牵牛、茯苓、柴胡、棕根、木贼等药加减治之，或红或白者，酌照后篇治之可也。

红白癃淋症治

按：经曰，胞热于膀胱则癃，溺血。是此病由于三焦火热内结，移于膀胱，故温热盛则伤精气，精伤则关闸不藏，淋漓自下；阻塞隧道，解便则痛不可忍；火盛则伤阴络，致精血内溢于膀胱，随溺泻出。故治白淋当主除湿

---

① 出自《素问·长刺节论第五十五》。
② 以：文中作“以”，据文意，当为“以散”，或“以祛”。
③《灵枢·热病第二十三》：“癃，取之阴跷及三毛上及血络出血。”
④ 取：据文意，当作“起”。

清热，治红淋当主泻火除湿。若不瘥者，当主养阴澈热、壮水制火，以治其本也。

白淋，用萆薢以除下焦湿热，分清浊以利机关，续断以固下焦而约束机关，栀子以泻三焦湿火，苍术以升散湿热，猪苓、茯苓以除上中二焦湿热下渗膀胱，泽泻以除肾与膀胱湿热而益阴补虚，滑石以泻六腑之湿热，车前子以渗膀胱湿热而益阴固精，用棕根、木贼煮水煎药以通利茎中。又方，用野油麻一两，同棕根、木贼煎服最效。野油麻生于冷山，叶高三四寸，叶间有筋纹，形同刘寄奴，其干与花又同油麻，花蓝绿色，结果大同火麻仁，黄绿轻软，其干皮有麻，虽干不断，与众草不同，茎高一二寸，此方服之立效。

红淋，用栀子以泻火，丹皮以泻血中伏火而凉血去瘀，牛蒡以散瘀通淋，瞿麦以通利膀胱、降除火热、去瘀利窍，车前子、萆薢、泽泻以除湿热，同棕根、木贼煮水煎药。又方，茜草根、水边红柳根、大小蓟根（俗名戳麻，误触痒痛），同棕根、木贼煎服效。

红白癃淋服上方不效者，此正虚而邪热盛也，宜用干地黄以滋阴抑阳而生血凉血，山茱萸以固精秘气兼以养阴，麦冬以清心润肺而滋水源，茯苓以益脾宁心而滋金水化源，泽泻以除下焦湿热而益阴补虚，丹皮以降虚火而凉血滋阴，栀子以泻三焦之火，黄柏以泻膀胱之火也。同棕根、木贼煮水煎药，服之最效。

咳且溲血脱形，其脉小劲者逆。咳溲血形内脱，脉搏者立死。

遗溺症治

按：老人溺多，小儿遗溺，由于下焦之火气衰微，不能蒸腾水液使之上升以荣养形身，而直驱膀胱也。治宜补肝肾以强筋骨而利机关，壮真阳以蒸腾水精使之四布。用破故纸、核桃以补下焦、壮元阳而缩小便，益智仁以补心肾三焦之火、涩精固气而缩小便，仙茅以补下焦、益阳道而止失溺，桑螵蛸以壮阳道而缩小便，蛇床子以温肾脏而强阳益阴，续断以补肝肾而约束机关，葫芦巴以壮元阳而温肾脏，蕲艾以回元阳、暖子宫而缩小便。真火衰微者，可加桂、附以补真火而蒸动肾水使之上升也。

方用破故纸五钱，核桃三个（炮黄嚼细服，捣漱亦可），续断、胡芦巴、蕲艾各三钱。火微衰，加桂三钱、附子三钱、桑螵蛸（螳螂育子房也，大如指拇而圆尖，轻软如蜂房，粘于草木枝上，桑树上者佳，宜于冬春采取烘焙，过夏至则卵已出，用之无效，俗名天星之屎、星宿屎、老鹳鼻，此物独用核桃汤漱服最效）。

男子滑精症治

按：阳者，卫外为固也，阴者，内守而为主也。夫心为阳中之太阳而主藏神，肾为阴中之少阴而主藏志。而肾主五液，主受五脏之精而藏之，而阳根于阴，一阳生于坎水之中，一阴生于离火之中，阴阳交互为用，故心肾同属少阴也。是故心藏之神足，肾藏之志壮，即实行交媾，精气之疏泄一任神志之主持，虽日接妇人，累月穷年不使发泄而可得，况梦寐之间，莫须有之事乎？故心肾虚，则肾藏之水不上济于心，邪火妄动，神志不宁，阳不外固，阴不内守，阴阳厥逆，或发为幻梦，或惊而夺精，或近妇精流，此当责诸少阴心肾不交，下焦不固，阳气不藏所致。而治当峻补下焦，潜阳秘阴，心宁神志也。治用锁阳以补阴润燥、强阳固精，巴戟以补肾虚而强阳固精，龙骨以潜阳而固精气，牡蛎、龟甲以秘阴而敛精血，他如破故纸、核桃、桑螵蛸、益智、蛇床、仙茅、胡芦巴、五味、山茱萸、续断、阿胶等补真阴真阳，固精秘气之品，可临症酌用。但手少阴心神不足者，又当主用熟地黄用以养阴，丹皮以泻火，而酌减桂、附、益智、蛇床、仙茅。至若真阴失守，阳火妄动，梦交精泄者，不但减桂、附等，又当加郁金、远志以散郁开窍，煎加麝香以散郁开窍也。

不兴阳而冷滑，方用熟附子五钱，桂心三钱，龙骨、牡蛎各三钱（研细），龟甲三钱（炙，研细），巴戟、破故纸各三钱，核桃三个（连壳炮研），桑螵蛸五个（炮研漱服），阿胶三钱（另用罐烊化服，忌炙），益智仁（炮研）、蛇床子（炒研）、胡芦巴（炒研）各三钱，山茱萸、续断等亦可加用。

兴阳梦交精泄，方用熟地黄五钱，山茱萸三钱，丹皮三钱，龙骨、牡蛎、龟甲各三钱，核桃三个，桑螵蛸五个，续断、远志、茯神、郁金各三钱，麝香三厘漱服。

又方：用硫黄，火之精以补三焦真火，而治绝阳不兴、绝阴不育，花椒以壮阳道、固精气，能久战不泄，五味以收敛三焦元气、强阳涩精，核桃性属木火，故能补厥阴少阳之木气火气而强阳固精。每晚煎炮核桃汤漱服硫黄末三钱，花椒三五十粒，五味二十粒，治冷滑精阳痿最良。梦交精易滑，及交媾精易泄者亦可服之。制硫黄法：研极细，贮洋瓷器，用酒浸湿，随用，涨开水冲入搅化，俟水澄清，撇去水，又用开水冲入搅之，撇，换水六七次，以制火毒而去臭氧，用篾器上铺绵纸，将瓷器内之硫黄倾于篾器内，滤去水，晒干贮瓶。

凡病梦交滑精者，晚饭宜少食。当侧身缩足而卧，最忌伸头仰卧。

带下症治

按：食气入胃，浊气归心，淫精于脉，而心包主脉，为臣使之官，代心主行令，敷布血脉于形身者也。而女子胞者，与冲任之脉并起于胞中，其脉上络心，属于心包络。故女子十四岁，脉络脉通[①]，而精血以时下，然此精血者，皆中焦受水谷之气取汁变化而赤，生于心、藏于肝、统于脾而敷布于心包络者也。夫人怵惕思虑则伤心，悲哀动中则伤肝，暴怒亦伤肝，忧思郁结则伤脾。兼之外感风火暑湿燥寒，内伤七情六欲，伤则血脉失运行环转之常度，脾胃所入水谷之精气不充周于形身，或泣为瘕疝，或壅为鼓胀，或溢为带下等症矣。而其治本则当求诸阳明，盖以阳明胃者水谷之海，五脏六腑之大源也。而胃主行气于三阳，脾主行气于三阴，百脉皆受气于阳明，而冲任之脉，又与足阳明会于气街，而阳明为之长。故阳明者，主约束宗筋而利机关者也，阳明虚则宗筋驰纵，带脉不引而崩带、子宫挺出，种种之病生矣。

① 脉络脉通：原文如此，当与《素问·上古天真论第一》所言“任脉通，太冲脉盛”同意。

是故女子之精血出于水谷之津液所化生，而男子之精气亦出于水谷之精气所酿成，而其化生之作用，全资三焦之火气，故三焦火衰则不能熏蒸脾胃，化其精微充周于形身，而百病丛生矣。故带下者，由于下焦虚，关闸不固，精气不藏，胞中精血尚未化赤，而时下脱为白带；已化赤，不能以时下，淋漓崩满为赤带。故在女子发为崩带，在男子即为滑精同一病源也。而一阳生于水中，水火二气皆出自下焦，故左尺以候肾水，右尺以候肾火，尺虚者，在男子当主阳痿精滑，女子当主带下。若右尺虚甚，则真火衰微，不能上生中土，而病尤为较重矣。故治宜去阳明之积滞以疏通经隧，补三焦元气以壮火而益土，俾水谷之精气灌输无滞，自五脏之精血与月运行，不失疏泻之度矣。方书以四物汤统治妇科百病，不知芍药能泻脾火，地黄凝滞中宫，大非脾胃阳气衰弱者所宜。况妇女之病，多由于嗜食酸冷果子及忧思悲哀，气血里结，有伤中宫，因而胸满腹胀、面色萎黄，种种脾胃之症，致月经不调者十之七八。而治不知先去其积，疏通其结，反主用此有伤中宫阳气之剂，所以千百年来，附和拘用，无效而死，则诿之命。盖未谙岐黄“前阴者宗筋之所聚，太阴、阳明之所合也。阳明虚则宗筋驰纵，带脉不引，发为带下。阳明为病发心脾，男子不得隐曲，女子不月”之奥旨也欤。治用萆薢以除风湿、健[1]脾胃、固下焦、强筋骨而利机关，苍术以除湿益土而升脾胃水谷之精气，充周形身勿使下泄，茯苓以补中益肺宁心而资金水化源，蛇床子以温补下焦而强阳益阴，续断以补肝肾而约束机关，杜仲以补肝肾而强筋骨，龟甲、鳖甲以秘阴气、涩阴血，勿使漏脱，仙茅以益阳道而固下焦，山茱萸以固精秘气而涩以止脱，蕲艾以温下焦而暖子宫，锁阳以补阴润燥、增长精血，秦归以入心生血活血而宣通气血，荆芥以理气理血而散风寒郁热，阿胶滋阴润燥，以兽之津液引诸药以补人身津液也。

凡有胸、胁、胃、腹胀满等症，及有痞块瘕疝者，可先煎泽兰三钱，甜酒药五钱，化服万应丸数分以去积滞，后服补药方能见效。

方用萆薢五钱，苍术、蛇床（炒）、断续、杜仲、龟甲（炙）、鳖甲（炙

---

① 健：原作“建”，据医理改。

研）、仙茅、山茱萸、蕲艾、锁阳、秦归、荆芥、阿胶（用药汤另罐微火烊化，忌炮），以上各三钱。加减法：胸腹胀满，加泽兰、茵陈以宣通气血；寒胀，加益智以补心肾三焦之气，草果仁以温脾胃而消食除胀；胁下痛，加川芎以散肝郁而宣通气血；手足寒，加桂枝以益心阳而宣通阳气于四肢；下体寒，加附子以补真阳而肾藏，硫黄以补三焦真火；恶寒发热，加柴胡以升三焦阳气之抑郁；虚劳骨蒸，加酒炒银柴胡，用青蒿根、地骨皮煮水煎药；气虚，加参；血瘀，加丹参；血瘀腹痛，加玄胡索。

白带，酌用上药加减治之。赤带脉数，舌苔红有虚火者，减去桂、附、仙茅，秦归辛散动滑，亦非崩漏者所宜，可于前方内酌减此数味，加地榆之涩以止脱，芍药之酸以泻火而敛阴血也，用扁柏叶数两煮水煎药。血分有热，加丹皮；三焦火甚，加栀子。

血崩症治

按：经曰，阴虚阳搏谓之崩。夫血者阴液也，阴虚则血虚，阴虚则阳邪搏结于阴中，致阴不内守，血液随经下脱，故为崩也。又曰，悲哀太甚则包络绝，阳气内动，发则心下崩，数溲血也。夫血生于心、藏于肝、统于脾而敷布于心包络。故悲哀甚则伤心而阴虚，阴虚则阳热内动，致心藏之血不由包络敷布于形身，而由下直崩胞中而溲出也。故治宜补阴血之虚脱，升阳气之内陷，以抑阳扶阴，俾阴阳和翕，阴潜阳秘则病自已矣。治用郁金之香以散心与包络之郁热而养阴凉血，地榆之涩以止脱，炒蒲黄之香涩以凉血止脱，干地黄以益阴而凉血，勿使妄行，山茱萸以固精秘气而涩以止脱，苍术以升清阳之内陷而散诸郁，杭芍之酸以泻阳热而敛阴血，龟甲以阴[①]，黄连以泻阳，阿胶以兽之津液引诸药以补人身之阴液，炒荆芥以散风火之郁热也。方用郁金三钱，地榆、干地黄各五钱，蒲黄、山茱萸、杭芍、苍术各三钱，龟甲五钱（炙，研），黄连二钱（酒炒，研），阿胶五钱（另罐烊化服，忌炒），多用

① 阴：原文如此，应为笔误缺字，据文意当“养阴”之类。

扁柏叶煮水煎药。三焦火甚，加栀子三钱；血热，加丹皮二钱；大便燥，加秦艽三钱；阴虚火旺，加麦冬、玄参。

阴挺，妇人子宫挺出，其状若茄子。此由阳明虚，宗筋弛纵，带脉虚，不能约束收引，或经产后举重用力，致伤包络之系所致，初觉下胀，久则坠出。

治用续断五钱以补肝肾而约束机关，萆薢五钱以除风湿、健脾胃、固下焦、强筋骨而利机关，杜仲五钱以补肝肾而强筋骨，薏苡仁五钱以除风湿而补益阳明，大枣五钱以温中益土，荆芥三钱以理气理血而散风，外用药草煮水熏洗。此方治验多人，最效。

阴痒，妇人阴中痒。此肝肾湿热内盛，湿盛则生虫也。

内服萆薢五钱以除下焦风湿，蛇床子五钱（炒，研）以除下焦风湿兼能杀虫，栀子三钱以泻三焦之火，荆芥三钱以散风火郁热。血分有热，加丹皮；脏腑热，不大便，加秦艽。

外搽硫黄，葱，艾灰，蛇床子。

内治用猪肝一付，吹胀蒸熟，切削如阳物。又用芝麻半杯（炒黄，研），黄豆半杯（炒黄，研），煮，沥汁。猪肝削十数条，浸芝麻豆汁蒸热，纳入阴中。肝有小孔，虫食香汁，闻入肝孔中，片时取出，随又另换一肝，以不痒为度。凡妇人好淫而不孕者，多有此病，无怪其不知羞也。

惯坠胎，虽由于肝藏之血虚，肾藏之精虚，不能荣养胎儿，阳明之宗筋虚，不能约束机关，始枯萎坠落。而其要则实由于甫坠数月，男女不知节欲而即交，以精气精血不强壮之男女而媾成此胎儿，故不成，实随孕而随堕胎。治虽宜健脾胃，补肝肾以培后天，尤当节情欲以补先天。须于堕后三四年交者，方可期寿命永久，智识过人也。欲产好儿者，须谨法吾言。

方用萆薢八两，续断八两（盐水炒），杜仲八两（盐水炒），薏苡仁八两，杭芍四两炒，荆芥二两，共为末，蜜丸。于受孕后，每早空心常服四五分，艾汤漱下，冰糖水下亦可。胸腹胀满，面色萎黄，加苍术、茯苓、白酒药、炒山楂。上焦热，加麦冬、黄芩；中焦热，加麦冬、知母；下焦热，加秦艽。正气虚，加参、当归身、龟甲、鳖甲、阿胶。

带病重者，按照治带病方斟酌调治。

寿夭根源

夫人得父精母血以成此形身，故必父之精气壮，母之精血足，而后媾成之形身，得之永久而不坏。故生之来谓之精，两精相搏谓之神，随神往来谓之魂，并精而出入者谓之魄。所以任物者谓之心，心有所忆谓之意，意之所存谓之志，因志而成变谓之思，因而远慕谓之虑，因虑而处物谓之智。是故人之生也，得父母强壮之精气精血而成此形身者，非独寿命永久，其精神魂魄心意志虑智识，固当超拔萃矣。何也？以其先天之元气禀之者厚也，故常以年逾七八十岁而其精神不衰之老翁，询其根源，则曰，我父母酿厚五六年始一胎而生我也。故凡年半一胎者，其寿命不过四十，二年一胎者，其寿命不过五十，三年一胎者，寿命六十，四五年一胎者，其寿方至七八九十岁也。故人不患无子，既有矣，不患其或夭，当于未生育以前保养天真，三五年始一交媾，则男女之元精强壮，而得阳之正气者自成男，而其寿命亦自永久矣。世之欲求子，而不知即欲保身，卒至于无子。即有矣，而或夭亡，或精神魂魄心意志虑智识不充，而为庸顽。此亦对于人生寿夭根源，古人未加发明，虽上智亦属茫然，珍故表而出之。

偏枯脉症

胃脉沉鼓涩，胃外鼓大，心脉小坚急，皆膈偏枯。[①]

按：五脏六腑、形身百骸，皆禀气于胃。胃者，五脏六腑之大源也。人身禀胃中水谷之精气以灌溉。故气血皆多，其脉应浮大洪长，今得诸沉鼓涩，沉为阳不足，涩为阴血虚。胃外以候形身肌肉，今脉得诸鼓大为虚，是气血俱虚，则无以充周脏腑，荣养形身而成偏枯。人身血脉，乃心脏之所主，心

---

① 出自《素问·大奇论第四十八》。

之脉应柔和滑利，今得诸小坚急，小为正气虚，坚急为寒邪盛，故心虚则血脉虚，且寒邪客之，致血脉泣而不行，则无以荣养形身，而亦成偏枯也。可用萆薢以除风湿、健脾胃、强筋骨而利机关，苍术以健脾除湿，升脾胃之精气充周形身，茯苓以益脾胃、宁心神而渗水湿，炙甘草以补三焦元气而益脾胃，桂枝以补心阳、通血脉、行津液而和荣固卫，丹参以补心血而祛瘀生新，秦归以补心生血活血而宣通血气。生姜、大枣以益脾胃而调和荣卫。脾胃强健，气血流通，荣卫之行不失其常，而水谷之精气自充周于形身矣。

加减详后。

男子发左，女子发右，不瘖舌转，可治，三十日起[①]。**其从者，瘖，三岁起。年不满二十者，三岁死。**[②]

按：男子气血应天左旋，女子气血应地右转，故男子[③]发左为从，女发右为从。夫人之形身皆水谷之精气所充周，故曰阳明者，五脏六腑之海，主润宗筋，主束骨而利机关者也。而冲脉者，为经脉之海，五脏六腑皆禀气焉，其上者渗诸阳，灌诸精；其下者，出于阳明之气街，并少阴之经，渗三阴，灌诸络而温分肉。而肾主五液，肾脉络心注胸中，循喉咙，上合冲任，挟舌本。而太阴脾脉，贯膈注心中，挟咽连舌本。故身虽偏枯而不瘖舌转，则任冲之脉尚通，肾脏之液尚行，脾胃水谷之精气尚充，故可期于三十日即起。其从者，虽瘖，亦可以三岁起。若年不满二十而偏枯者，当血气方盛之秋便有此病，足见先天真元亏损，故不满三岁而死矣。瘖而舌挛，可于前药内加细辛以温经散寒，菖蒲、远志以补心肾、通九窍而发声音，半夏以涤痰涎之凝结而发声音。若脉沉细小坚急者，并当加生盐附以温少阴之经，驱除寒湿流饮也。

肾壅，脚下至少腹满，胫有大小，髀骺大跛，易偏枯。[④]

按：肾主五液，其脉起于足下，上循腹。今肾脏之精气壅而不行，故其经脉所过之处皆满。而肾主骨与髓，其脉壅满则灌溉不周，肾脏之液不注于

---

① 三十日起：原作“六十日起”，当为误写，据下文径改。

②④ 均出自《素问·大奇论第四十八》。

③ 男子：原文无，据文意补。

所主之骨髓，故致胫有大小，髀骺大跛而易于偏枯也。少腹满，可先煎细辛泽兰汤化服万应丸数分，以宣通其雍而去胀满，随服桂枝以蒸动肾脏之津液使之敷布形身，附子以温肾脏而蒸腾其精气，茯苓以益脾胃而伐肾脏水邪之积聚，萆薢以除下焦风湿强筋骨而利机关，熟地黄以益精血而补骨髓，山茱萸以补阴液而固精气，牛膝以引诸药下行，补肝肾而强筋骨。加减详后。

痿躄脉症

脾脉缓甚为痿厥，微缓为风痿，四肢不用，心慧然若无病。[①]

按：脾为中央土，孤脏以灌四旁，主行气于三阴，其脉应柔和四布，如鸡足践地方为平人。今脉得诸缓为多热，脾脉缓甚则湿热太过，邪盛正虚，湿之中人，下先受之，故发为痿躄厥逆也。夫脾脏湿热而木乘之，故发为风痿。四肢者，脾所主也，脾脏湿热太甚，销烁水谷之精液，致津气不充于四肢，故不用。但脉微，则病尚在于肢节，而未及中，故心则慧然若无病也。酌用后药加秦艽以除风湿热邪而养阴润燥，射干以泻湿火而除脾经之积滞也。

脾脉来如流为太过，病在外，如鸟喙为不及，病在内。故太过则令人四肢不举，其不及则令人九窍不通，名曰重强。[②]

按：脾主为肾输水谷之精气者也，脉至如水流，则洋溢于外，故主病在外；如鸟喙，则不能四布而积滞于中，故主病在内。脾主四肢湿土之气，太过则流注于肢节，故手足重而不能举。百体皆资谷气以充周，饮食入胃，由脾以输运津液，灌溉四方，脾虚不能输运精气于九窍，窍无气以充周，故闭而不能。脾虚不能行胃津于三阴，则胃津益聚，阳益盛而阴益竭，故名为重强。脉太过，酌照后篇加减用药。不及则窍不通，上窍不通酌照前精脱耳聋用药。下窍不通则用硫黄以补下焦真阳而温脾土，使清阳上升自浊阴下降，芒硝之咸以软坚润燥而荡涤肠胃之塞结，以抑阳而扶阴也。

肺脉微缓为痿瘘、偏风，头以下汗出不可止。[③]

---

①③　均出自《灵枢·邪气脏腑病形第四》。

②　出自《素问·玉机真脏论第十九》。

按：肺为脏腑之华盖，主行气于荣卫阴阳而恶热。今脉得诸缓，为多热，是阳明之热上熏于肺，致肺热叶焦，不能行气于荣卫阴阳。治节不行，分布不周，故发为痿躄及寒热痿偏风。头以下，胸背也，胸背为肺之府，热熏于中，致津液外泄，故汗不可止也。酌用桔梗以散肺脏之郁热，贝母以泻火润肺郁而消痿痿结热，麦冬、天冬以益阴生津、补肺润燥，沙参以清虚火而补肺虚，五味以益气生津而敛肺止汗，萆薢以除阳明风湿、强筋骨而利机关，秦艽以清阳明之湿热而益阴润燥，射干以泻太阳、阳明之湿热，菊花以益金水、息风火而散湿痹。游风，加荆芥、竹沥水服。

肾脉微滑为骨痿，坐不能起，起则目无所见。①

按：肾为水脏，主受五脏之精而藏之，主五液与骨髓，其脏应冬，其脉应沉。今得诸滑，为阳热盛，阳盛则阴虚，阴虚生内热，热则阴液竭，灌溉不周于骨髓，致髓液减，故发为骨痿。而骨之精微，瞳子精气不充，神水衰，故目无所见也。治详后。

痿躄、偏枯、节痛症治

按：身半以上，手太阴、阳明主之，身半以下，足太阴、阳明主之。而胃为水谷之海，五脏六腑之大源，脾主为胃输水谷之精气者也。胃主行气于三阳而主肌肉，脾主行气于三阴而主四肢。人身脏腑百骸，赖脾胃所输水谷之精气以充周营养。若此，今胃病，则津液衰，灌溉不周于形身而为偏枯；胃病则肺无以禀气而行气于荣卫，致肺热叶焦，发为痿躄。且阳明胃主约束宗筋而利机关者也，胃病则宗筋驰纵，机关失其作用而痿躄诸症起矣。脾病则无以输精于五脏，而脏气不充，且不能为胃行其津液，四肢不得禀水谷气，气日以衰，脉道不利，筋骨肌肉皆无气以生，故不用。脾病则不能制水，而水乘土中，或泛滥于形身，或湿流于关节，湿热不攘，大筋软短，小筋驰长，软短为拘，驰长为痿，致脾主之四肢或拘挛或痿而不为人用矣。夫多食则伤

---

① 出自《灵枢·邪气脏腑病形第四》。

胃，胃伤则不能化水谷之精气以灌溉脏腑营养形身，而水谷之液反积滞于脾胃。故上列诸病皆由于水谷积于脾胃，其精气输灌不周所致。故宜用万应丸以攻涤脾胃之陈积、脏腑形身之污垢，俾精气得以流通而无滞以清其源，随用健脾胃、除风湿、养筋骨、调气血、益髓液之剂，以治其本，而诸病自已矣。

足痛、痿躄、节痛，先用开水嚼吞万应丸数①，甜酒药三分，随服萆薢、苍术、防己、五加皮、牛膝、续断、杜仲、茯苓、秦归各三五钱。寒甚则痛，加桂枝、干姜，肢冷亦加；风湿甚则肿，加荆芥、威灵仙；风湿甚肢冷，加生盐附（切洗去盐）；胸胃胀满，加厚朴、陈皮；大便不利，加枳实、射干；小便不利，加泽泻、滑石；湿热甚，加秦艽。上药用老蚕砂一杯炒黄，桑枝、松枝各切碎一杯煮水煎药。节痛，加松节。

半身不遂、偏枯、痿躄，先煎荆芥、酒药汤化服万应丸数分，随服萆薢、苍术、茯苓、炙甘草、秦归、川芎、续断、五加皮、杜仲、牛膝、荆芥。寒甚则痛，加桂枝、干姜；寒湿甚，加半夏、生盐附；风湿甚则肿，加威灵仙、泽兰；汗不出，加生姜、大枣；麻木，加香附、乳香、没药；气血凝滞，加血藤、茜草；气虚，加参、芪；阴液亏枯燥，加熟地黄、麦冬、阿胶（烊化）；腑热便燥，加秦艽；凡枯燥，加用梨汁、荆汁、白茅汁等类；血热，加丹皮；瘀热，加丹参；瘀血，加桃仁、红花。用蚕砂、桑枝、松枝、血藤煮水煎药。

凡足痛、偏枯等症无汗者，属荣卫不和、气血凝滞，当发其汗以散外邪，内服药。外用桑枝或松枝铺静室地面，烧地热，铺新鲜松毛于地上，又铺无汗席褥，病人暖卧于其上，蒸熏痛处，令微汗出，不可如水淋。外治用威灵仙、桂枝、防风、花椒、干姜为末，用猪胰酒浸，取酒极力搽抹痛处。

足痛连髓，肌肉消，膝独大，此肾脏之液衰，不能充周骨髓，故痛而枯痿。夫肝主筋，而肾主骨髓与五液，肝属木主筋，而诸筋皆属于膝，肝脏之木火太盛，吸烁肾脏之阴液，致髓液竭，筋失所养，故发为此病。治宜补肝肾以荣养筋骨，俾肝藏之血旺则筋得所养，肾藏之液足则充注骨髓，而病自

① 数：原文如此，疑有笔误。据文意及全书中用量，当作“数分”。

愈。可用熟地黄、山茱萸、萆薢、肉苁蓉、秦归、川芎、续断、五加皮、牛膝、骨碎补、荆芥。热痛，加丹皮、地骨皮、黄柏之类；便燥，加秦艽；热酌阴液口渴，加麦冬、白茅汁、梨汁、荆沥等类；气虚，加参、芪；枯燥，加天冬、阿胶、龟胶（烊化，忌炒）；寒痛，加桂枝；寒湿兼风，加生盐附；湿，加苍术。用贞子、桑枝、松枝煮水煎药，外搽同上。

寒，膝伸不屈，治其楗。辅骨上横骨下为楗，委阳下骨空。

坐而膝痛治其机，挟腚为机，犊鼻膝解下，阳关（膝外陷中），梁丘（膝上二寸两筋间）。立而膝解热，治其核关，膝解为核关，犊鼻上间解下（平坐伸足取穴）。

膝痛，痛及拇指，治其腘。辅骨上为腘，委阳后下间，屈湾上。

坐而膝痛如隐物者，治其关。腘上为关，挟膝连骸骨下。

膝痛不可伸屈，治其背内，大杼（一椎下去脊一寸半），骨会大杼，故取之。

膝中痛，刺犊鼻以员利针，膝解下。

连胻若折，治阳明中俞髎，三里（膝下三寸，胻外廉），别治巨阳少阴荥，巨阳荥通谷（足小指本节前陷中），少阴荥然骨（足内踝前骨下）。

按：转即膝解下左右骨，膝后对屈湾为腘。

淫泺胫酸，不能久立，治足少阳之络光明（外踝上五寸）。

痿躄，坐不能起，此足少阳之络脉虚，补光明（去踝五寸），络脉别走厥阴。

足不收者，此足阳明之络脉虚，补丰隆（去踝八寸络脉），别走太阴。

枢中痛，髀不可以举，此邪客于足少阳之络光明，刺枢中以长针。

环跳（髀枢间侧卧，举足伸缩动摇审穴，寒则留针以月生死为痏数，立已），治诸经所过者，取髀枢间经脉所过各穴。按：以月生死为痏数，即初一一针，初二二针，日加一针，至十五即是十五针。十六减为十四针，日减一针，至三十一针。

骨痹，举节不用而痛，汁注烦心，取三阴之经补之。肾经，复溜（内踝上二寸筋骨间，前交信，筋后复溜）。

痿厥挛束，疾刺四指之穴以解之，日二刺，不仁者十日而知，无休，病已止。手足指端井穴、及指缝间。

胻酸痛甚，按之不可名，曰附髓病，以镵针针绝骨立已。绝骨，外踝上三寸骨端，按，髓会绝骨，故髓痛取此。

足胫酸痛者，先刺足阳明三里（膝下三寸），指间出血（各指缝）。

着痹不去，久寒不已，取三里。

转筋干阳治其阳，转筋干阴治其阴。皆卒取之。阳陵泉（膝下胻外陷中），阴陵泉（膝内辅下陷中）。

血干痨症

按：血虽生于心，藏于肝，统于脾，本于中焦，受水谷之津液，化其精微，上注于肺脉乃化而为血，行于经隧，以奉生身。故谷入于胃，以传于肺，五脏六腑皆以受气，其清者为荣，浊者为卫，荣行脉中，卫行脉外，荣周不休，五十而复大会于手太阴肺。故肺主行荣卫阴阳，而阴阳相贯，如环无端，周而复始，与天地同纪。是人身气血津液，皆胃受水谷之精气，敷布于三焦，变化而充周于形身者也。是故上焦如雾，宣五谷味，熏肤充身泽毛，如雾露之溉而为气。腠理发泄，汗出溱溱而为津。谷入气满，淖淖注于骨，骨属屈伸便利，补益脑髓皮肤，润泽而为液。中焦受气取汁，化赤而为血。壅遏荣气，令无所避而为脉。今胃病则不能化水谷之津液以荣养脏腑形身而真气虚，虚则邪火日炽，血液消灼，心虚无以生血，心藏之神衰。肝虚无以藏血，而肝主之筋急。脾虚无以统血而时后泄，致津液气血不能充周于形身，则胃主之肌肉槁，肺主之皮毛枯，甚至皮肤乌燥甲错如鳞矣。故必先用万应丸以荡涤藏形身之瘀污积滞，俾后入水谷之精气得以灌输无滞，而后施生津润燥、通调气血之剂以治之可也。

干痨肌枯，燥起麟甲，用泽兰五钱，红花五钱，桃仁五十粒研细，煎汤化服万应丸七八分或一钱，以攻下瘀污。不下及下不净者，再服干漆二钱（炒去烟尽），土鳖七个（炒黄，此虫壳形如鳖，大如拇指，夏秋间老屋地灰多有之，山间生，气臭者力更大），蜣螂七个（炮，俗名推屎扒，大而有角者良），土蛋七个（烘黄，此即蜣螂幼虫，厕所边地中土团结如鹅蛋，中有虫黄白色），鼠妇七个（烘，俗名打屁虫，色黑如皂鸡，而头小尖，行迟有臭气，触手最臭，夏秋屋间，及置麦草处多有之，生用捣细，开水冲服，止腹痛通大便最效）。上五味，共为细末，用后药煎汤漱服四五钱。方用丹参五钱，丹皮三钱，细干地黄五钱，秦归五钱，赤芍药三钱，大黄四钱酒浸，茜草三钱，泽兰三钱，荆芥三钱，上煎汤于空心时，漱服干漆等药末以攻下瘀污。下不尽，明早再漱服。已下后，可酌服药。细地黄味苦以去瘀血而生新血，丹参味甘平以补心血而祛瘀生新，赤芍药味苦酸以泻肝脾瘀伏火，丹皮味苦以泻血中伏火，秦归味辛香而润以入心，生血活血而宣通血气，川芎辛香以散血郁而补血虚，兼以疏通气血。中气虚，加参、芪、苓、草；荣卫不和，加姜、枣、荆芥；脾胃虚，加参、芪、砂仁；食积不化，加酒药、山楂，加藿香以温散积气，加泽兰以除陈积；阳气虚四肢冷，加桂枝以走津液而宣通阳气于四肢；津液枯燥加熟地黄、麦冬、阿胶（烊化服）；大便燥，加秦艽、麻仁、白茅汁、梨汁、蔗汁以润燥泽枯。瘀血已尽，形容枯，可炖乌骨鸡，驴、牛头蹄皮胶汁以调养之。

内容简介

《精选清末云南名医著作集萃（沈士真卷）》为清末民初时期云南大理永胜名医沈士真所著，是云南大理具有代表性的地方中医古籍，共包括《岐黄续编》《中医理法针药全书摘要》二部。具体各书简介如下：

1.《岐黄续编》：全书共四卷。该著作以部位所见病症为纲，分头、目、舌、咽喉、胸腹、肢体等部位，详述其诊治。补遗部分为疾病传变规律、针刺法、经脉循行及病候等，并附有23种常用成药的制备方法。

2.《中医理法针药全书摘要》：该书为沈士真所著的《中医理法针药全书》经“撮其纲要，修正经穴图，增益删汰”而成，于生理、脉理、病理、医理、药理皆有心得之言而阐发大备，其治疗内外各科理精法备，其内容丰富详实而言简意赅。至今为止，仍未寻得《中医理法针药全书》原著，因此本《摘要》具有较大的研究价值和临床参考价值。